医事コンピュータ技能検定テキスト

三訂 医事コンピュータ関連知識

医療秘書教育全国協議会　編

菊池聖一・野口孝之・野田雅司　共著

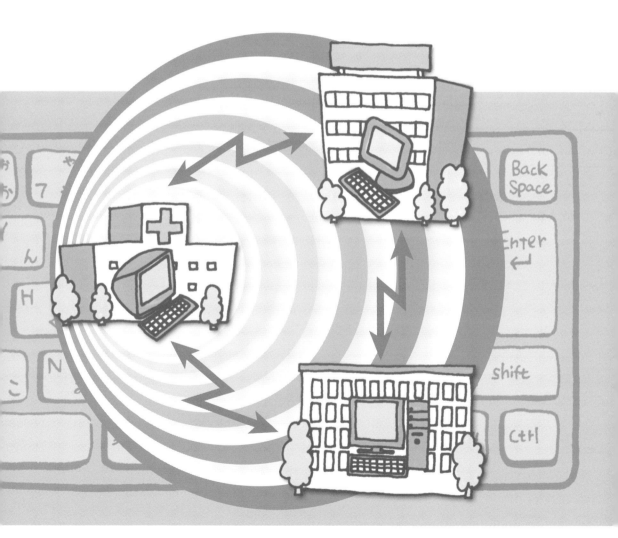

建帛社
KENPAKUSHA

三訂版刊行にあたって

　近年，各分野でDX化が推進される中，厚生労働省に「医療DX令和ビジョン2030」の推進チームが発足され，医療DX推進本部が内閣に設置されるなど，医療分野においてもDX化の動きが2022年9月以降，本格化している。

　「医療DX令和ビジョン2030」とは，日本の医療分野の情報のあり方を根本から解決するため，「全国医療情報プラットフォーム」「電子カルテ情報の標準化等」「診療報酬改定DX」を並行して推進するものである。

　このうち医療DXの中核ともいえる電子カルテシステムは，2001年の「保健医療分野の情報化にむけてのグランドデザイン」にて普及率の達成目標値が明示されたものの，現在も及ばない状況（一般病院全体57.2%・400床以上の病院91.2%・一般診療所49.9%，2020年）にある。医療DXではこれを2030年までに100%まで引き上げることとしている。つまり，今後わずか7年で医療分野のDX化は劇的に進展し，それを活用するのは医療従事者，そして医療秘書を目ざす皆さんであることは間違いない。

　医事コンピュータ技能検定第II領域を扱う本書は3部構成となっている。

　第I部（学習水準：3級）はコンピュータの基礎知識として，「コンピュータと情報表現」「コンピュータの仕組みと動作」「ソフトウェア」で構成している。

　第II部（学習水準：2級）はインターネットと情報活用として，「ネットワークの基礎とインターネット」「情報活用の基礎」「保健医療情報システムの基礎知識」で構成している。

　第III部（学習水準：準1級）はネットワークとセキュリティとして，「ネットワークの接続形態」「セキュリティ対策とプライバシー保護」「医療情報システム」で構成している。

　最後に，「医療関連トピックス」として，近年耳にすることの多いタームを取り上げて，解説している。

　この第II領域を学ぶに当たって留意すべきことは，常に変化している社会やDX化の流れで，新しい情報を収集し時代の流れを読み取ることである。特に第II部「保健医療情報システムの基礎知識」，第III部「医療情報システム」は，今後，DX化により大きく変化するであろう。その際に，みずから学び，時代の流れに乗ることのできる人材を目ざしていただきたい。

2022年12月

菊 池 聖 一

野 口 孝 之

野 田 雅 司

はじめに

　現在，病院や診療所等ほとんど医療機関において，「情報化」への対応は大きな課題となっている。2001 年に「保健医療分野の情報化にむけてのグランドデザイン」が策定され，後に「情報技術を活用した今後の望ましい医療の方向性」「電子カルテやレセプト電算処理システムの普及目標と達成年次」が示された。しかしながら，国や医療機関においては情報化に向けた「新たな課題」が次から次へと明らかとなり，「望ましい医療の方向性」の確立にはまだまだ時間を要すると思われた。しかし，その後の IT 新改革戦略をはじめとする新たな施策，それを実現するための組織編制や検討会の開催，法律，ガイドラインの策定等，このわずか 10 年で医療機関を取り巻く環境が大きく変化してきた。

　このように変化する医療機関に対応できる人材育成を考えたとき，「専門学校や短期大学，大学においてどのような教育ができるのだろうか」……今度は教育機関に大きな課題が投げかけられているのである。

　医事コンピュータ技能検定第 II 領域（コンピュータ関連知識）を扱う本書は，3 部構成となっており，第 I 部は 3 級レベルとして「コンピュータの仕組みと動作」「ソフトウェア」「高度情報通信社会と保健医療分野の情報化」，第 II 部は 2 級レベルとして「コンピュータとネットワーク」「インターネット」「医療情報システムの基礎知識」，第 III 部は準 1 級レベルとして「データベースと SQL」「システムの分析・開発・運用・管理」「医療情報とネットワーク化」と，それぞれを学習水準に応じて取りまとめた。

　この第 II 領域を学ぶにあたって留意すべきことは，常に変化している社会や情報の流れの中で，いかに新しい情報を収集して時代の流れを読み取ることができるのかということである。わずか 10 年で医療機関のシステムが大幅に変わる時代であり，今後はさらに加速していくと考えられる。そのような流れに乗ることのできる病院事務の人材こそが新しい医療機関を陰ながら支えることができる人材である。是非「時代の流れ」に追いつき，時代に必要とされる人材となれるよう，学習していただきたい。

2011 年 9 月

菊 池 聖 一

野 口 孝 之

目　次

Ⅱ　インターネットと情報活用

学習水準：医事コンピュータ技能検定２級

Chapter 4　ネットワークの基礎とインターネット ················· 43

Ⅲ　ネットワークとセキュリティ

学習水準：医事コンピュータ技能検定準1級

Chapter 7 ネットワークの接続形態 ································ 87

8 セキュリティ対策とプライバシー保護 ················· 96

9 医療情報システム ··· 111

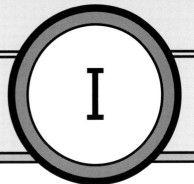

Chapter 1 コンピュータと情報表現

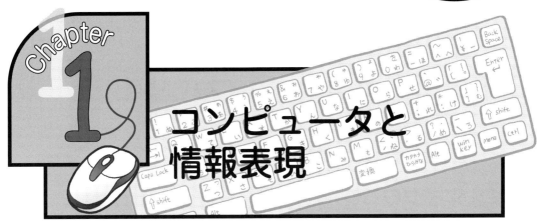

❶ コンピュータの種類

コンピュータには様々な種類があり，使用する目的に応じて利用すべき機種が異なる（図1 − 1）。

❶ パーソナルコンピュータ（パソコン）

個人利用を目的として開発された小型コンピュータ。現在では，ビジネス現場においてもワープロや表計算ソフトの普及をきっかけとして一般化し，性能も飛躍的に向上している。ネットワーク機能，サーバ機能を追加し，基幹システムやサブシステムを構築することも可能である。

大きさや形状により，デスクトップ型，ノート型に大別される。

（1）デスクトップ型

パソコン本体，モニタ，キーボード，マウス等が分離している構成のパソコンをさす。持ち運びには不適であるが，仕様の変更や増設などの拡張性がある。

（2）ノ ー ト 型

パソコン本体，モニタ，キーボード，操作部（タッチパッドなど）が一体化している。

モバイル使用にも対応できるよう WiFi 機能が標準装備になっている機種が多い。

2 汎用コンピュータ（メインフレーム）

事務処理計算や科学技術計算など幅広い分野で利用できるように設計された大型コンピュータである。多くは基幹業務システムの中心として導入され，銀行のオンラインシステムなど大規模事務処理などで利用されている。

3 スーパーコンピュータ（スパコン）

複雑な科学技術計算を超高速で処理するためのコンピュータである。気象予測，原子力制御，スペースシャトル軌道計算処理，遺伝子解析などに利用されている。

4 マイクロコンピュータ（マイコン）

家庭やオフィスなどで使用される電子機器の制御に使われる LSI*製品のこと。単体でコンピュータとしての機能をもっている。また，特定機器の制御を目的としていることから，必要部品も少なく小型化が可能で消費電力も少ない。

マイクロコンピュータは，家電から携帯電話，自動車などの身近なところから，企業や医療現場などにおけるほとんどの電子機器に組み込まれている。

    *LSI（Large Scale Integration）：大規模集積回路。1 枚の基板（半導体チップ）上に制御に必要な多数の電子部品（ダイオード，トランジスタ，コンデンサ，抵抗など）を組み込んだもの。

5 スマートデバイス

様々な用途で使用可能な小型多機能端末で，スマートフォンやタブレットなどがある。

（1）スマートフォン

モバイル向けのパソコン機能を備えた多機能携帯電話端末の総称である。モバイル通信機能を装備し，目的に応じたアプリ（アプリケーション）を選択して導入し，タッチパネルや音声入力により操作ができる。オペレーティングシステムには，iOS（Apple），Android（Google）等がある。

（2）タブレット

携帯電話機能を除いてはスマートフォンと同様，モバイル向けのパソコン機能を備え

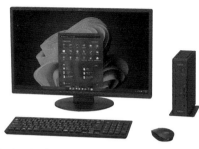

ESPRIMO WD1/F3
デスクトップ型パソコン
（FUJITSU ESPRIMO WD1/F3）

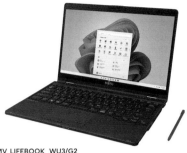

FMV LIFEBOOK WU3/G2
ノート型パソコン
（FUJITSU FMV LIFEBOOK WU3/G2）

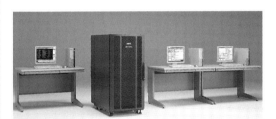

汎用コンピュータ
（NEC i-PX7300GX）

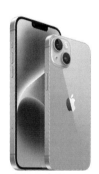

スマートフォン
（Apple-iPhone-14-Plus-2up-blue-geo）

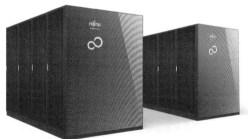

スーパーコンピュータ
（FUJITSU PRIMEHPC FX1000）

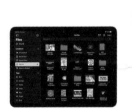

タブレット
（Apple-iPad-Air-usbc-220308）

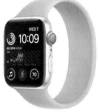

ウェアラブル端末
（Apple-Watch-SE-aluminum-starlight）

図1－1　コンピュータの種類

たスマートデバイスである。スマートフォンよりも大きな画面での操作が可能であるため，使用目的に応じて，スマートフォンやパソコンとの使い分けをすることが多い。オペレーティングシステムについては，iOS，Android，Windows 等がある。

6 ウェアラブル端末

手首や腕などの身体に装着するコンピュータデバイスで，腕時計のように装着するスマートウォッチ，眼鏡のように装着するスマートグラスなどがある。体温や血圧，脈拍などのバイタルデータや運動量の測定記録のほか，スマートフォンと連動して受信メールや SNS メッセージのチェックなどの機能をもつ機種もある。

コンピュータの情報表現 ❷

1 アナログデータとデジタルデータ

人間が使用する情報（ことばなど）をアナログデータ，コンピュータが使うデータをデジタルデータという。また，アナログデータからデジタルデータへの変換を A/D 変換，デジタルデータからアナログデータへの変換を D/A 変換という。

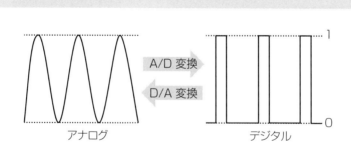

図1-2　A/D 変換と D/A 変換

2 データの表現方法

　コンピュータの内部処理は，電子回路の「ON」「OFF」の2種類の判断であることから，アナログデータは0と1のデータに置き換えられて処理がなされる。この0と1のみの表現を2進数という。

　また，2進数の表記は桁数が多くなることから，2進数を8進数や16進数で表現することがある。

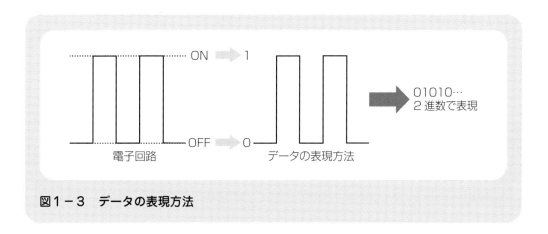

図1-3　データの表現方法

表1-1　10進数と2進数・8進数・16進数

10進数	2進数	8進数	16進数
0	0	0	0
1	1	1	1
2	10	2	2
3	11	3	3
4	100	4	4
5	101	5	5
6	110	6	6
7	111	7	7
8	1000	10	8
9	1001	11	9
10	1010	12	A
11	1011	13	B
12	1100	14	C
13	1101	15	D
14	1110	16	E
15	1111	17	F
16	10000	20	10

3 ビットとバイト

（1）ビ ッ ト

コンピュータが扱う情報の最小単位のことで，2進数の0と1に対応している。1ビットは1桁（0と1の2種類），2ビットは2桁（00，01，10，11の4種類），3ビットは3桁（000，001，010，011，100，101，110，111の8種類）というように表現する。

nビットの情報数は2^n種類で求めることができる。

（2）バ イ ト

8ビットの集まりを1バイトといい，1バイトで一般的な文字（数字，英字，カタカナ，特殊記号）256種類の表現が可能である。また，漢字1文字を表現する際には2バイト（65,536種類の表現が可能）が必要となる。

表1－2　コンピュータの情報単位

記　号	単　位	
KB（キロバイト）[※1]	1KB = 1,000B	10^3 = 1,000 Byte（千バイト）
MB（メガバイト）[※2]	1MB = 1,000KB	$(10^3)^2$ = 10^6 = 1,000,000 Byte（百万バイト）
GB（ギガバイト）[※3]	1GB = 1,000MB	$(10^3)^3$ = 10^9 = 1,000,000,000 Byte（十億バイト）
TB（テラバイト）	1TB = 1,000GB	$(10^3)^4$ = 10^{12} = 1,000,000,000,000 Byte（一兆バイト）
PB（ペタバイト）	1PB = 1,000TB	$(10^3)^5$ = 10^{15} = 1,000,000,000,000,000 Byte（千兆バイト）
EB（エクサバイト）	1EB = 1,000PB	$(10^3)^6$ = 10^{18} = 1,000,000,000,000,000,000 Byte（百京バイト）

ファイルサイズの目安
[※1]KB····数ページ程度の文書，画像データ等
[※2]MB···写真や高解像度の画像データ，音楽ファイル等。CD 1枚は約700MBである
[※3]GB····長い動画等。DVD 1枚は約4.7GBである

4 進 数 変 換

（1）10進数から2・8・16進数への変換

10進数の数字を2・8・16でそれぞれ割り，求めた数値をさらに2・8・16で割り続ける。最終的に割り切れなくなった時点での値と余りの配列（矢印の順からの配列）が2・8・16進数となる。

例）120 $_{(10)}$ を 2 進数に変換

2)	120	・・・0
2)	60	・・・0
2)	30	・・・0
2)	15	・・・1
2)	7	・・・1
2)	3	・・・1
	1	

Ans. 1111000 $_{(2)}$

例）120 $_{(10)}$ を 8 進数に変換

8)	120	・・・0
8)	15	・・・7
	1	

Ans. 170 $_{(8)}$

例）120 $_{(10)}$ を 16 進数に変換

| 16) | 120 | ・・・8 |
| | 7 | |

Ans. 78 $_{(16)}$

例）162 $_{(10)}$ を 16 進数に変換

| 16) | 162 | ・・・2 |
| | 10 | |

Ans. A2 $_{(16)}$

※10 は，16 進数では A のことなので
A と置き換える。

（2）2・8・16 進数から 10 進数への変換

10 進数の数字の各桁には，1 の位からそれぞれ $10^0, 10^1, 10^2$…の重みがある（10 を「基数」という）。同様に 2・8・16 進数の各桁にも，それぞれ 2・8・16 倍の重みがある（基数はそれぞれ 2・8・16 である）。

各桁の数値に，それぞれの進数の各桁の重みを掛けてから，その合計を求める。

＊ $n^0 = 1$ （n が 0 でない限り 0 乗は 1 となる）

例）1011 $_{(2)}$ を 10 進数に変換

$1 \times 2^3 + 0 \times 2^2 + 1 \times 2^1 + 1 \times 2^0$

合計すると $8 + 0 + 2 + 1 = 11$ $_{(10)}$

例）175 $_{(8)}$ を 10 進数に変換

$1 \times 8^2 + 7 \times 8^1 + 5 \times 8^0$

合計すると $64 + 56 + 5 = 125$ $_{(10)}$

例）A 6 $_{(16)}$ を 10 進数に変換

$A \times 16^1 + 6 \times 16^0 \Rightarrow 10 \times 16^1 + 6 \times 16^0$

合計すると $160 + 6 = 166$ $_{(10)}$

（3）16進数から2進数，2進数から16進数への変換

16進数の1桁は2進数の4桁に相当し，置き換えられる。長い桁数の2進数は下位より4桁ごとに区切り，1桁の16進数に置き換える。

例）$F6_{(16)}$ を2進数に変換

F　　6

↓　　↓

1111　0110

したがって，11110110の8桁の2進数となる。

例）$1011100011001110_{(2)}$ を16進数に変換

1011　1000　1100　1110

↓　　↓　　↓　　↓

B　　8　　C　　E

したがって，B8CEの4桁の16進数となる。

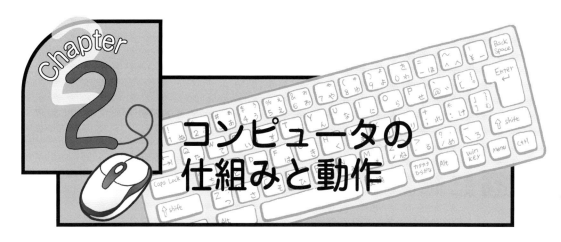

コンピュータの仕組みと動作

コンピュータの5大装置と機能 ①

コンピュータは，入力装置，出力装置，記憶装置，演算装置，制御装置の5つの主な装置で構成されている。このうち入力装置と出力装置をあわせて入出力装置，演算装置と制御装置をあわせて中央処理装置と呼ぶ。

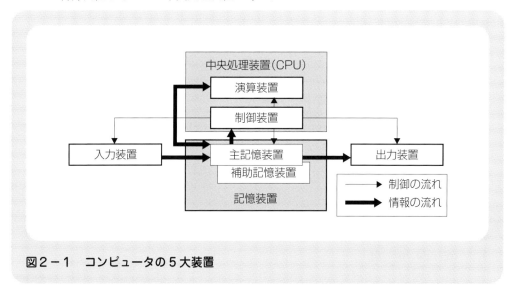

図2-1　コンピュータの5大装置

1 入出力装置

（1）入力装置

プログラムやデータをコンピュータの主記憶装置内に入力する（取り込ませる），または人間が指示を与えたりする装置で，キーボード，マウス，タブレット，デジタルカメラ，マイク，デジタルビデオ等がある。

（2）出力装置

　　データやコンピュータの処理結果を記憶装置内から外部へ表示・印刷する装置で，ディスプレイ，プリンタ，スピーカー，プロジェクター等がある。

2 記憶装置

　　処理に必要なプログラムやデータを記憶する装置で，さしあたって処理に必要なものを記憶しておく主記憶装置と，データやプログラムを保存し必要なときに主記憶装置に供給する補助記憶装置がある。

（1）主記憶装置（メモリ）

　　主記憶装置は高速処理が可能であるが，記憶容量に限りがあることと，電源を切ると記憶情報が消えてしまうことから，必要な情報は補助記憶装置に保存しておく必要がある。

　　記憶装置には，読み書きができる RAM と読み出し専用の ROM がある。主に RAM はメインメモリに使用され，ROM は起動用プログラムなどの BIOS* を格納する装置として使用される。

　　　*BIOS：Basic Input/Output System の略。入出力制御プログラム。パソコンの電源投入後に起動し，ハードディスクやモニタ，キーボードなどの装置を制御する。

（2）補助記憶装置（ストレージ）

　　主記憶装置の記憶容量を補うための装置で，近年ではパソコン内蔵ストレージとして，半導体素子を記憶媒体に用いた SSD が主流となっている。また，従来型の磁気ディスク装置であるハードディスクについても，継続して利用されている。

3 中央処理装置（CPU：Central Processing Unit）

（1）制御装置

　　主記憶装置にあるプログラムを解読し，各装置（入力，出力，記憶，演算）に動作指示を与える装置である。

（2）演算装置

　　制御装置の指示に従って，四則演算や論理演算，大小比較を行う装置である。主記憶装置からデータを取り込み，演算指示を制御装置から受けて演算を行い，結果を主記憶装置へ返す。

（3）中央処理装置（CPU）の性能

一般的にパソコンの性能は CPU の種類や処理速度等によって評価される。

1）CPU の種類

CPU には intel Core i X 系，AMD Ryzen X 系，Celeron 系など様々な種類があり，種類により性能や消費電力，価格等の特徴も大きく異なる。特に処理能力に違いがあることから，目的に応じて搭載されている CPU の特徴を見定めることが大切である。

2）クロック周波数

CPU 名と一緒に記載される数字（1.44GHz，2.4GHz 等）のことで，同じ CPU で比較した場合にはこの数字が大きいほど処理が速いといえる。

3）マルチコアプロセッサ

1 つの CPU の中に 2 個以上のプロセッサコア（制御・演算装置）を内蔵しているものをさす。コアの数に応じて処理が並列に実行されるため，実行性能が向上する。

4 メモリの種類と特徴

記憶装置のメモリは半導体素子で構成されており，読み書きができるが電源を off にすると記録が消える[*1] RAM と電源を off にしても記録が消えない[*2] 読み出し専用の ROM に分けられる。

[*1] 電源を off にすると記録が消える：この性質を揮発性という。

[*2] 電源を off にしても記録が消えない：この性質を不揮発性という。

1）RAM（Random Access Memory）

RAM の種類と特徴を表2−1に示す。

表2−1　RAM の種類と特徴

種　類	速　度	特　　徴
SRAM[*1]	高　速	利用媒体：レジスタ[*2]，キャッシュメモリ[*3] ◎記憶を保持するための再書き込み[*4] が不要。コストが高い。
DRAM[*5]	低　速	利用媒体：主記憶装置（メインメモリ[*6]） ◎記憶を保持するための再書き込みが必要。コストが安い。
SDRAM	DRAM より速い	利用媒体：主記憶装置（メインメモリ） ◎システムバスと同期して動作。コストが安い。

[*1] Static Random Access Memory
[*2] CPU 内部で高速なデータ転送が求められるメモリ
[*3] CPU とメインメモリの間に位置し，頻繁に使うデータを一時的に記憶して処理を高速化させることが可能である
[*4] リフレッシュという
[*5] Dynamic Random Access Memory
[*6] 主記憶装置。読み込んだプログラムやデータを一時的に格納する

2）ROM（Read-Only Memory）

ROM の種類と特徴を表 2 - 2 に示す。

表 2 - 2　ROM の種類と特徴

種　類	特　徴
マスク ROM[*1]	製造時にデータが書き込まれている ROM。ユーザによる書き込みや消去はできない
PROM[*2]	ユーザが一度だけデータを書き込める ROM。書き込んだデータは消去できない。書き込みには ROM ライタが必要
EPROM[*3]	PROM の一種。ユーザが何回でもデータを書き込み，消去することが可能な ROM。書き込みには ROM ライタ，消去には紫外線照射が必要
EEPROM[*4]	PROM の一種。電気的にデータを書き込み，消去できる ROM。部分的な変更はできないため，全消去して書き込みを行う。書き込み回数に限度がある

[*1] Masked ROM, [*2] Programmable Read Only Memory, [*3] Erasable Programmable Read Only Memory, [*4] Electrically Erasable and Programmable Read Only Memory

周 辺 装 置 ②

1　入 力 装 置

（1）キーボード

もっとも基本的な入力装置。キー入力により，文字や数字，記号を入力する。キーボードを使う際に指を置く基本位置をホームポジションといい，キーボードのＦキーに左手の人差し指，Ｊキーに右手の人差し指を置く。

（2）ポインティングデバイス

ディスプレイ上でポインタを移動させて，座標位置を入力する装置の総称。

1）マ　ウ　ス

装置下部の発光器と受光器を机上で移動させて，ポインタの座標を工学的に入力する装置である（図 2 - 2）。かつては，装置下部にボールを装着し，その移動回転で座標を入力する仕組みだった。

2）タッチパネル（タッチスクリーン）

ディスプレイ上の案内や項目を指で触れて処理を行う装置。操作については，図 2 - 3 に示す。

クリック	1回押す
ダブルクリック	素早く2回押す
ドラッグ	押したままマウスを移動する

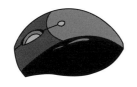

図2-2　マウスの操作

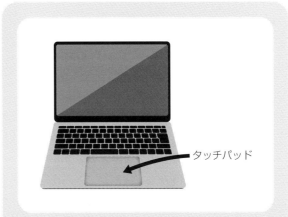

タッチパッド

図2-4　タッチパッド（トラックパッド）

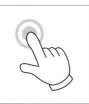

タップ
1回叩く

ダブルタップ
素早く2回叩く

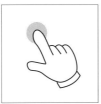

長押し
しばらく押し続ける

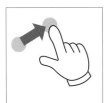

ドラッグ
長押ししながら
指を動かす

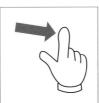

スワイプ
素早く指で
上下左右に動かす

ピンチ
2本の指の距離を広げる・縮める

ピンチアウト
広げることで
拡大等の操作

ピンチイン
縮めることで
縮小等の操作

図2-3　タッチパネル（タッチスクリーン）の操作

3）タッチパッド（トラックパッド）

　　平板がセンサー表面になっており，平板上を指でなぞったり素早くタッチすることによりポインタ移動やアプリケーション起動などの操作が可能である。ノート型パソコンに内蔵されているものが多い（図2-4）。

（3）光学式読み取り装置 （図2-5）

1）OMR（Optical Mark Reader）

光学式マーク読み取り装置。鉛筆やマークペンで塗りつぶされたマークに光を当てて読み取る装置である。試験の解答用紙などで広く普及している。

2）OCR（Optical Character Reader）

光学式文字読み取り装置。手書き文字などに光を当てて文字パターンを認識して文字データとして読取る。郵便番号の自動読み取りなどで利用されている。

3）イメージスキャナ

イラストや写真などをデジタル情報として読み取る装置。ソフトウェアを用いて，OCR，OMRとして利用することも可能である。

4）バーコードリーダ

太さの異なる縦線で表現したデータ（バーコード）に光を当てて読み取る装置。表示可能な文字数は20文字以内であるが，在庫管理などで広く普及している。

5）QRコードリーダ

QRコードの扱う情報量は非常に多く，英数字では最大4,296文字を収納することが可能である。在庫管理やキャッシュレス決済，WebサイトのURLや電子メールアドレス等の情報伝達など幅広く普及している。専用装置以外にもスマートフォンのカメラ機能で読み取りが可能であることから，日常生活でも広く活用され浸透している。

（4）その他の読み取り装置

1）メモリカードリーダ（メモリカード読み取り装置）

パソコンに接続して半導体メモリカード（フラッシュメモリ）の読み書きを行う装置。代表的なメモリカードにDカードがある。

2）磁気カードリーダ

磁気カードの情報を読み取る装置。磁気カードには，一般的なものとして，名刺サイズのカードに6.3mm幅の磁気ストライプが貼付されたストライプカードがある。クレジットカードやメンバーズカードなどで使用されている。

3）ICカードリーダ

ICカードを読み取る装置。ICカードとは，IC(集積回路)を組み入れたカードのことで，従来の磁気カードに比べ，記憶容量が大きく，偽造されにくい特徴をもつ。キャッシュカードやクレジットカード，プリペイドカード等に利用されている。

カード表面の接点部分に直接触れて情報を読み取る接触型ICカードのほかに，カードに記録されたデータを電波で送受信する非接触型ICカードがある。

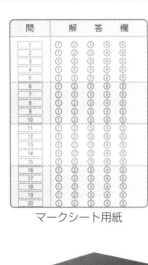

QR コード

9784767936796

バーコード

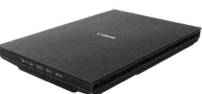

マークシート用紙

イメージスキャナ
(Canon CanoScan LiDE400)

バーコードリーダ
(ZEBRA DS4608-HC)

図2-5　光学式読み取り装置

2 出力装置

（1）ディスプレイ装置 (図2-6)

1）液晶ディスプレイ（LCD：Liquid Crystal Display）

　　液晶を使用したディスプレイ装置。液晶はみずから発光しないため液晶パネルの裏側
に光源（バックライト）を配置している。バックライトには LED や蛍光灯などの光が
使用されている。

2）有機 EL ディスプレイ（EL：Electro Luminescence，電子発光）

　　電圧をかけると発光する有機化合物を使用したディスプレイ装置で，ディスプレイ
の厚みをミリサイズに抑えることができることからフレキシブルな形にも対応が可能
である。ディスプレイや大型スクリーン，スマートフォン等で使用されている。また，
OELD：Organic Electro Luminescence Diode（有機発光ダイオード）ディスプレイと
も呼ばれる。

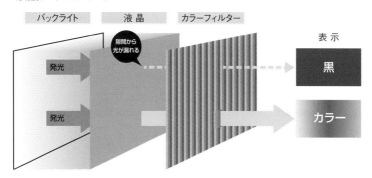

有機 EL ディスプレイ

有機 EL

表示

黒

発光しない

カラー

発光

有機 EL ディスプレイ
　画素の発光を完全に制御するため,
　完全な黒を表示。
液晶ディスプレイ
　バックライトの発光を完全に遮断
　できず,不完全な黒を表示。

液晶ディスプレイ

バックライト　　　液 晶　　　カラーフィルター

表示

隙間から
光が漏れる

発光

黒

発光

カラー

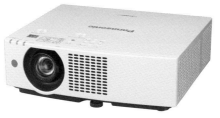

プロジェクタ（Panasonic CONNECT PT-VMZ71J）

図2-6　ディスプレイ装置

ディスプレイのカラー表現

　ディスプレイの色は光の3原色（赤 Red, 緑
Green, 青 Blue）を合わせた加法混色で表現されてい
る。加法混色による色彩表現は,色を重ねるごとに明
るくなり,3つを等量で混ぜ合わせると白色になると
いうものである。

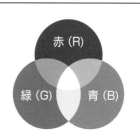

ディスプレイサイズと解像度

- ディスプレイサイズ（インチ）は対角線の長さで表現される。縦と横の比率をアスペクト比と呼ぶ。かつては４：３（横４に対し縦３のサイズ，スクエアタイプという）が一般的であったが，最近では 16：9，16：10 のワイドタイプが普及している。

- ディスプレイの解像度は，「横のドット*数×縦のドット数」で表現され，ドット数が高いほど精細な表現になる。例えば，解像度「1,920 × 1,080」は，横に 1,920 個，縦に 1,080 個のドットが並んでいることになる。

- 現在では，アスペクト比 16：9 のディスプレイでフル HD である 2K（1,920 × 1,080）の解像度が主流である。また，近年はさらに解像度を上げた 4K（3,840 × 2,160）や 8K（7,680 × 4,320）対応のディスプレイも増えている。

  *ドット：ディスプレイはドットと呼ばれる点が横縦に並び，それぞれが点灯することで画面を表示させる。

アスペクト比	解像度
16：9 （ワイド）	8K（7,680×4,320）
	4K（3,840×2,160）
	WQHD（2,560×1,440）
	2K（フル HD）（1,920×1,080）
	WXGA++（1,600×900）
	HD（1,280×720）
4：3 （ワイド）	UXGA（1,600×1,200）
	SXGA+（1,400×1,050）
	XGA（1,024×768）

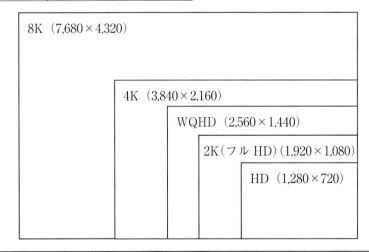

3）プロジェクタ

　パソコンや DVD プレイヤー等を接続し，画像や映像，プレゼンテーション資料を大型スクリーンなどに投影・表示する装置である。

（2）プリンタ装置（図2－7）

1）レーザープリンタ

　レーザー光線と感光ドラムにより，トナーを紙に付着させ焼きつけて印刷する。コピー機と同じ原理を用いており，印字品質がよく，高速で静かに印字できる。カラーレーザープリンタ，FAX やコピー機能，スキャナ機能などをもつ複合機のほか，ネットワークインターフェースを装備している機種が多い。

2）インクジェットプリンタ

　液体インク，固体インクを溶かしたものを多数の微細ノズルから霧状に紙に噴射し印刷する。低価格でありながら高品質印刷が可能となる。家庭用プリンタで主流となっている。コピー機能やスキャナ機能などをもつ複合機のほか，ネットワークインターフェースを装備している機種が多い。

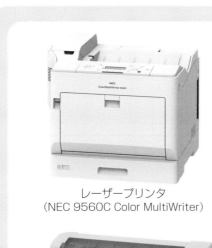

レーザープリンタ
（NEC 9560C Color MultiWriter）

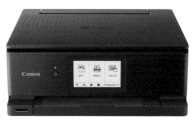

インクジェットプリンタ
（Canon PIXUS TS8530）

ワイヤドットプリンタ
（NEC MultiImpact 700XE）

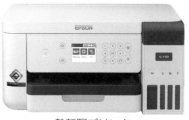

熱転写プリンタ
（EPSON SC-F150）

図2－7　プリンタ装置

表2-3　印刷方法によるプリンタの分類

名　称	印刷方法	音，騒音
インパクトプリンタ	インクリボンなどをハンマーで打ちつける印刷方式	大きい
ノンインパクトプリンタ	熱や静電気を利用した印刷方式	小さい

3）ワイヤドットプリンタ（ドットインパクトプリンタ）

文字をドットの集まりで表現し，ドットに対応するワイヤでインクリボンをたたき印字するインパクトプリンタ（表2-3）。カーボン紙などで複写が必要な書類の印刷に向いている。

4）熱転写プリンタ

印字ヘッドが熱くなり（表2-3），印字リボンを溶かして用紙に印刷するプリンタで溶融型と昇華型に分類できる。溶融型はラベル印刷機やワープロ専用機などで利用され，昇華型は写真画質での印刷に適している。

5）感熱プリンタ

印字ヘッドに熱をもたせ（表2-3），熱に反応する用紙に印字するプリンタ。インクを使わないためランニングコストが安く，レジやFAXなどの印字で用いられている。

6）XYプロッタ

設計図など精密な図表を作成するための印刷装置。色分けされた複数のペンを移動して作画するので精密な製図が可能である。最近では，インクジェット方式，静電気方式，レーザー方式で印刷するものもある。

7）3Dプリンタ

3D-CADなどの設計データをもとに，立体物を造形する装置をいう。複雑な形状を表現できるなどの利点により，従来の製造方法では難しい造形が可能である。製造業を中心に幅広い分野で活用が進んでいる。

プリンタのカラー表現

プリンタは物体の3原色（シアンCyan，マゼンタMagenta，黄Yellow）を合わせた減法混色で表現されている。減法混色の色彩表現は，色を重ねていくと暗くなり，3つの色を等量で混ぜ合わせることで理論上は黒になる。しかし，実際には「完全な黒」を表現することは難しいため，黒の独立したインク（黒Black）が用いられることが多い。

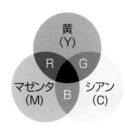

3 補助記憶装置

（1）SSD（Solid State Drive）

　　磁気ディスクの代わりに半導体素子を記憶媒体に用いた補助記憶装置で，ハードディスクの代替えとして急速に普及している。ハードディスクよりも軽量小型で消費電力が少ないこと，機械的な動作を必要とするディスクがないため衝撃に強いことから，モバイルパソコンやスマートフォン，タブレットでは標準的な装備となっている（図2−8）。

　　また，SSD 以外の半導体メモリとして，USB メモリ，SD カード等があり，これらはフラッシュメモリとも呼ばれる。

（2）ハードディスク

　　コンピュータ時代を支えてきた磁気ディスク装置で，内蔵用（図2−8），外付け用がある。磁性体を塗布した数枚のディスクを高速回転させながら磁気ヘッドでデータの読み書きを行う。データの読み書きを繰り返すことで，ファイルデータや空き領域がバラバラの領域に散らばってしまう。これをファイルの断片化といい，結果アクセス効率が低下する。

（3）光ディスク装置

　　レーザー光を用いてデータの記録や読み出しを行う記憶媒体の総称である。光ディスクの記憶媒体は種類が多く，記憶容量や読み書き速度も向上している（表2−4）。

1）CD（Compact Disc）

　　樹脂製の円盤にデータを記録し，レーザー光で読み取る記憶媒体。読み出し専用で音楽鑑賞用のものを CD-DA，コンピュータ用のアプリケーションやデータを格納したものを CD-ROM という。その他，書き込みのみ可能な CD-R，データの書き換え可能な CD-RW などがある。

2）DVD（Digital Versatile Disc）

　　CD と同サイズの光ディスクの記憶媒体。映像やコンピュータの記憶媒体として普及し，片面 4.7GB のデータを記録できる。現在では，片面2層・両面1層・両面2層タイプが開発され，記憶容量が増加している。CD と同様に，読み出し専用の DVD-ROM，書き込みのみ可能な DVD-R，繰り返し記録可能な DVD-RW の規格がある。

3）ブルーレイディスク（Blu-ray Disc）

　記憶容量は DVD の約5倍（片面1層で 25GB，片面2層で 50GB）。HDTV*相当の高画質映像の記録・再生，コンピュータや家庭用ゲーム機の記憶媒体として利用される。CD や DVD と同様に，読み出し専用の BD-ROM，書き込みのみ可能な BD-R，繰り返し記録可能な BD-RE などの規格がある。

　　*HDTV：High Definition Television の略。「高精細度テレビ」または「高品位テレビ」と呼ばれ，画素数が大幅に増やされ高画質で鮮明な映像を実現している。国内で用いられるハイビジョン（NHK エンジニアリングシステムの商標登録）という名称は国際的には HDTV が用いられている。

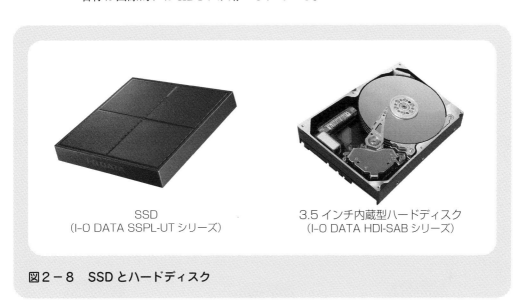

SSD
(I-O DATA SSPL-UT シリーズ)

3.5 インチ内蔵型ハードディスク
(I-O DATA HDI-SAB シリーズ)

図2－8　SSD とハードディスク

表2－4　光ディスクの分類

種　類	特　徴	記憶容量
CD-ROM	再生のみ	650MB
CD-R	再生＋追記のみ	650MB，700MB
CD-RW	再生＋書き換え可能	700MB
DVD-ROM	再生のみ	片面1層記録は 4.7GB，片面2層記録は 8.5GB，両面1層記録は 9.4GB，両面2層記録は 17GB
DVD-R	再生＋追記のみ	Ver1.0 規格は片面 3.95GB（両面 7.9GB） Ver2.0 規格は片面 4.7GB（両面 9.4GB）
DVD-RW	再生＋書き換え可能 （1,000 回まで書き換え可能）	片面 4.7GB（両面 9.4GB）
BD-ROM	再生のみ	片面1層 25GB，片面2層 50GB
BD-R	再生＋追記のみ	
BD-RE	再生＋書き換え可能 （1 万回まで書き換え可能）	

4 フラッシュメモリ（図2-9）

（1）USB メモリ

　　フラッシュメモリに USB の接続端子が装備された小型の外部記憶媒体。専用のインターフェースを必要とせず，パソコンの USB ポートに接続して使うことが可能であることから携帯性に優れた記憶媒体として広く普及している。

（2）SD メモリカード

　　サンディスク社，パナソニック，東芝の3社により共同開発された規格。スマートフォンや携帯電話，デジタルカメラ，ゲーム機等，様々な情報機器のデータ保存で活用されている。記憶容量，転送速度，カードサイズにより分類される（表2-5）。

　　また，SD メモリカードのコンパクト版として microSD カードがあり，変換アダプタを利用すれば SD メモリカード専用機器で使用できる。

（3）コンパクトフラッシュ

　　アメリカのサンディクス社により開発された規格。フラッシュメモリと外部入出力回路を1枚のカードにまとめた構造。外部端子は PC カードに準拠しており，専用アダプタによりノート型パソコンへの接続も可能である。

SDHC カード
(I-O DATA SDH-UT32GR)

SDXC カード
(I-O DATA SDU1-128GR)

microSDHC カード（左）
microSD アダプタ　（右）
(I-O DATA　MSDU1-32GR)

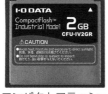
コンパクトフラッシュ
(I-O DATA CFU-IV2GR)

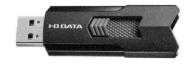
USB メモリ
(I-O DATA U3-DASH シリーズ)

図2-9　フラッシュメモリ

表2-5　SD メモリカードの分類

記憶容量による分類		転送速度による分類		カードサイズによる分類	
名　称	記憶容量	クラス	転送速度	名　称	サイズ
SD カード	2 GB まで	Class 0	未定義	SD カード	32.0mm×24.0mm
SDHC カード	32 GB まで	Class 2	2 MB/ 秒以上	microSD カード	11.0mm×15.0mm
SDXC カード	2 TB まで	Class 4	4 MB/ 秒以上		
		Class 6	6 MB/ 秒以上		
		Class 10	10 MB/ 秒以上		

入出力とインターフェース ③

1 データ転送方式

　コンピュータ本体と周辺装置とを接続するインターフェースは，データの転送方式により用途や役割が異なる。

　シリアル転送方式はデータを 1 ビットずつ伝送する転送方式で，パラレル転送方式は複数ビットのデータを同時に並行して伝送する転送方式である。パラレル転送方式は，複数ビットを同時に伝送することから効率よいデータ伝送が可能であるものの，高速伝送時には同期が取り難いという欠点がある。そのため，現在では，1 ビットずつ伝送するシリアル転送方式が高速転送方式として主流になっている（図2 - 10）。

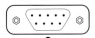
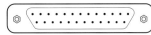

シリアル転送方式

パラレル転送方式

シリアルデータ：
複数のビットが縦に
並んで流れていく
高速化しやすい

パラレルデータ：
複数のビットが横に並んで流れていく
タイミングがとりにくい

図2 - 10　シリアル転送方式とパラレル転送方式

② 各種インターフェース

（1）有線方式

1）USB（Universal Serial Bus）

周辺装置を接続するシリアルの入出力インターフェースとしてもっとも普及している。USB ハブを用いて，最大 127 台までツリー上に接続することができる。

また，USB は電力をパソコンから供給することができる機能（バスパワー*），データの送受信中でなければケーブルを着脱できる機能（ホットプラグ*）を備えている。

*バスパワー・ホットプラグ：p.28 参照

2）HDMI

デジタル映像・音声入出力のインターフェース。テレビやレコーダでも活用されており，双方の制御信号の伝送も可能である。

3）VGA

コンピュータとディスプレイを接続するためのインターフェースで，アナログ信号を出力する。コンピュータとプロジェクターの接続にも利用できる。

4）DVI

コンピュータとディスプレイを接続するためのインタフェースで，デジタル信号を出力する。

（2）無線方式

1）IrDA

無線（赤外線）通信インターフェース。携帯電話などの携帯端末，携帯パソコンに装備されている。通信範囲は約 1 m 以内，最大 4Mbps である。

2）Bluetooth

情報機器間を短距離無線通信により接続するインターフェース。無線免許不要な 2.4GHz 帯の周波数を用い，通信可能範囲（約 10m）であれば障害物があっても通信が可能である。

3）BLE（Bluetooth Low Energy）

Bluetooth4.0 から追加された極低電力の通信モード。ボタン電池 1 つで数年稼働も可能であり，IoT（Internet of Things；モノのインターネット）に有効な技術として，各種センサなどの小型装置での利用が期待されている。

4）RFID

IC タグの情報を電波の送受信によって非接触で読み書きする自動認識技術のひとつ。複数の IC タグの読み取りを一括でできるため，個体の識別を瞬時に行うことができる。交通系カードや電子マネーに使われている。

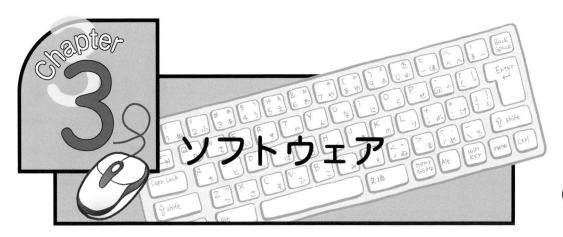

ソフトウェア

ソフトウェアの分類

ソフトウェアは基本ソフトウェアと応用ソフトウェアに大別され，これらの中間的存在としてミドルウェアがある。

1 基本ソフトウェア

コンピュータなどの装置類をハードウェアという。どのようなハードウェアも装置内にある必要な動作命令によって機能するものであり，ハードウェアのみでは動作しない。このようにコンピュータの基本的な動作や制御を行い，ハードウェア資源を十分に発揮し，ユーザの利用環境を向上するためのソフトウェアを基本ソフトウェアという。

基本ソフトウェアには，オペレーティングシステム（Operating System；OS），ハードウェアの起動プログラム等を格納している BIOS*がある。

　*BIOS：p.10 参照

2 応用ソフトウェア

応用ソフトウェアはアプリケーションソフトウェアとも呼ばれ，ワープロや表計算，データベースなどのパッケージソフトウェアや販売管理，在庫管理等の業務ソフトウェア等をさす。

3 ミドルウェア

基本ソフトウェアと応用ソフトウェアの中間に位置し，応用ソフトウェアやユーザが共通して使用するソフトウェアのことをいう。OS上で動作し，応用ソフトウェアの操作性をより向上させる機能をもつ。

ミドルウェアには，日本語変換機能やGUI*やシステム管理の追加機能などがある。
　*GUI：p.29，31参照

4 ソフトウェアのインストールとアンインストール

1）インストール
ソフトウェアをシステムに導入し，使用できる状態にすることをいう。

2）アンインストール
ソフトウェアをシステムから取り除くことをいう。

OS（Operating System） ❷

1 OSの役割

OSは，コンピュータを動作させるために必要となる制御プログラム，サービスプログラム等の基本機能を装備している。

具体的に説明すると，私たちは，コンピュータを使用する際，ハードウェア（ディスプレイやキーボード，メモリ等の装置類）とソフトウェア（ワープロや表計算，ゲーム等）を所有しているだけではそれらの機能を活かすことができない。

それらの機能を活かすためには，人間の要求をハードウェアやソフトウェアに伝達するための基本ソフトウェアが必要となる。この基本ソフトウェアがOSなのである（図3－1）。

1）タスク管理機能
タスクはコンピュータ内部の仕事の単位。CPUが処理（タスク）を実行するための手順（プロセス）を管理する。

2）ジョブ管理機能
ジョブは利用者からみてコンピュータに処理させる仕事のひとまとまりの単位。ジョブの入力と実行を管理する。

3）メモリ管理機能
プログラム起動時にメモリへの割り当てを行い，プログラム終了でメモリを開放する管理を行う。実メモリが不足する場合は，仮想記憶を使用する。

4）ファイル管理機能
プログラムやデータをファイルという単位で扱い，ディスクの空いているところにそ

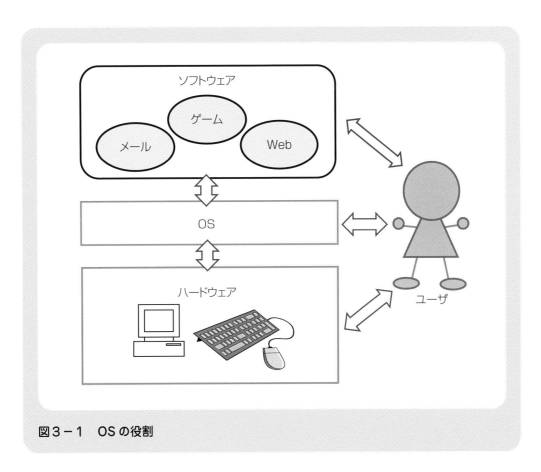

図3−1　OS の役割

　の格納領域を割り当てる。ディレクトリやフォルダなどの階層化した管理を行う。

5）入出力管理機能

　インターフェースに接続された周辺機器やデータをデバイスドライバと連携し制御する。

2 OS の機能

1）マルチタスクとシングルタスク

① **マルチタスク**　　CPU が同時に複数のタスクを実行すること。Windows, UNIX（ユニックス），MacOS 等。

② **シングルタスク**　　同時に複数のタスクを実行することはできないため，処理を一つひとつ行うこと。MS-DOS 等。

2）仮 想 記 憶

　実メモリが不足する際に，SSD やハードディスクなどのストレージをメモリとして使用する。

3）スプーリング

　稼動している複数の装置を同時に並行して動作させることをいう。例えば，ワープロソフトで印刷する際，データをプリンタに直接的に転送すると一時的にワープロソフトは使用できない。スプーリングでは，データをSSDやハードディスク等の補助記憶装置を介しデータを転送するため，ワープロソフトの動作を中断させることなく印刷することが可能となる。

4）省電力機能

　① スタンバイ（＝サスペンド）　　パソコンでの作業状態をメモリに保持しておき，ディスプレイやハードディスクを停止して消費電力を最小限の状態にする。再開時には，OSやアプリケーションソフトを再起動せずに作業復帰が可能であるが，メモリ内容を保持するためのわずかな電力が必要となる。

　② ハイバネーション（＝休止状態）　　パソコンでの作業状態をハードディスクに保存して電源を切る。そのため，再開時には，OSやアプリケーションソフトを再起動せずに作業復帰が可能である。ノート型パソコンなどでバッテリーが切れる直前等に自動で休止状態になるものもある。

5）プラグアンドプレイ

　パソコンに新たに周辺装置を接続した際，接続した装置の検出やデバイスドライバ(パソコンに接続した周辺装置がOSによって正しく機能するためのプログラムのこと）などの設定を自動的に行う機能のことである。

6）ホットプラグ

　パソコンの電源を入れたままの状態で周辺装置やケーブルの脱着を可能とする機能のことである。ホットスワップ（電源を入れたまま交換する）と同意味で使用されることも多い。

7）バスパワー

　USBがもつ機能で，USBポートに接続することでパソコンから電力を供給することができる。主な装置には，マウスやキーボード，USBメモリ等のほか，比較的電力量が少ないポータブルハードディスクなどがある。

3 OS の種類

OS ごとに特徴が異なる。表 3 - 1 に示す。

表 3 - 1　OS の種類

種　類	特　徴
MS-DOS (図 3 - 2)	1981 年，マイクロソフト社が開発した CUI[*1] 環境のパソコン用 OS で爆発的に普及した。ディレクトリによるファイル管理，シングルユーザ，シングルタスク。
Windows	マイクロソフト社開発。最新は 11（2022 年現在，図 3 - 3）。これまで 10，8，2000，XP，Vista，Server など歴史がある。
MacOS	アップル社開発の Macintosh 用 OS。GUI[*2] 環境をいち早く採用し，MS-DOS や Windows に強い影響を与えた。
ChromeOS	Google 社開発の OS。Linux がベースになっている。
iOS	アップル社開発のスマートデバイス用 OS。
Android	Google 社開発のスマートデバイス用 OS。
UNIX	主にワークステーションで用いられる OS で，マルチタスク，分散処理，ネットワーク接続などで信頼性が高い。
Linux	UNIX と高い互換性をもつ。フリーソフトウェアとして世界中で普及し機能拡大と改良が進められ，信頼性も高い。ネットワークサーバ用 OS として使われることが多い。

[*1] Character Based User Interface の略。文字や記号を用いてのコンピュータ操作 MS-DOS など
[*2] Graphical User Interface の略。アイコンやボタン，ウィンドウ等を表示し，マウスなどを用いてのコンピュータ操作が可能

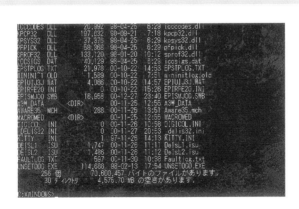

図 3 - 2　MS-DOS の画面

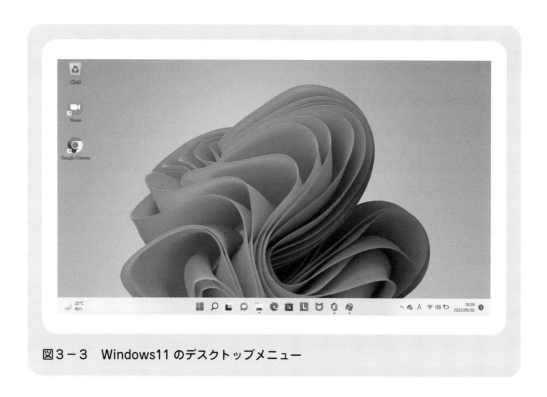

図3-3　Windows11 のデスクトップメニュー

OS の機能（Windows）　③

⬛1 各部名称と機能

（1）デスクトップ

　　机の上という意味。アプリケーションを起動したり，ごみ箱のほか，普段使うアプリ
ケーションのショートカットアイコンを置くことができる。

（2）アイコン

　　ファイルをイラストなどで表現したもの。アプリケーションごとにアイコンのデザイ
ンが決まっており，何のファイルか一目で判断することができる。

（3）スタートボタン

　　パソコン操作の基本となるボタンで，アプリケーション起動や各ドライブへのアクセスが可能である。

（4）タスクバー

　　画面最下部にある帯状の部分。アプリケーションが起動されたりフォルダが開かれると左から順にタスクが表示される。このタスクをクリックすることで，アプリケーションの切り替えができる。

（5）タスクトレイ（通知領域）

　　初期状態では画面右下にあり，現在時刻や常に起動されているアプリケーションの状態が表示される。常に起動されているソフトウェアを常駐ソフトという。

（6）言 語 バ ー

　　日本語，英数文字の切り替えを行う。日本語変換システムは MS-IME が標準で導入されているが，ほかのシステム（ATOK など）を導入した際は，ここで切り替えることが可能。

2 GUI のメニューと主なコンポーネント

　　Windows のインターフェースは，アイコンやボタン，ウィンドウ等をグラフィックを用いて表示し，マウスなどで簡単にパソコンを操作できる GUI 方式を取っている。
　　GUI と対照的な，インターフェースに文字や記号を用いてコンピュータを操作する CUI 方式は，MS-DOS に用いられている。

（1）GUI に関する用語

1）マルチウィンドウ

同時に複数のウィンドウを表示させることができる環境のこと（図3 - 4）。

2）WYSIWYG

ディスプレイに表示されたイラストや文書が，そのままのイメージで印刷できるという概念を WYSIWYG（What You See Is What You Get；ウィジウィグ）という。

3）ヘ ル プ

機能説明や操作方法などを表示する機能（ヘルプ機能）である。画面上で閲覧や検索をすることができる。インターネットを介してヘルプ機能を使用するオンラインヘルプもある。

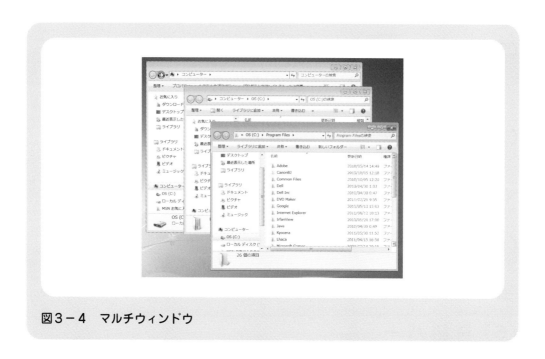

図3-4　マルチウィンドウ

（2）GUI の主なコンポーネント（図3-5，3-6）

1）プルダウンメニュー

メニューバーをクリックすると，ブラインドカーテンのように表示されるメニュー。

2）ポップアップメニュー

画面の任意の位置で表示できるメニュー。右クリックで表示できる。クリックの場所により表示されるメニューが変化する。

3）テキストボックス

キーボードから文字列や数値を入力することができる。

4）リストボックス

複数の選択項目をリストで表示し，マウスやカーソルで項目を1つ選択する。

5）ラジオボタン

複数の選択項目から1つだけ選ぶことができるボタン。ボタンをクリックすると選択状態となる。

6）チェックボックス

複数の選択項目から必要な項目を選ぶことができるボックス。ボックスをクリックするとチェックマークがつき，再度クリックすると選択を解除できる。

7）スピンボックス

スピンボタンをクリックしながら連続した数値を増減させて数値を入力する。

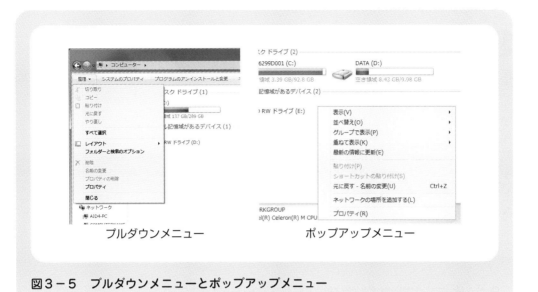

プルダウンメニュー　　　　　　　　　ポップアップメニュー

図3－5　プルダウンメニューとポップアップメニュー

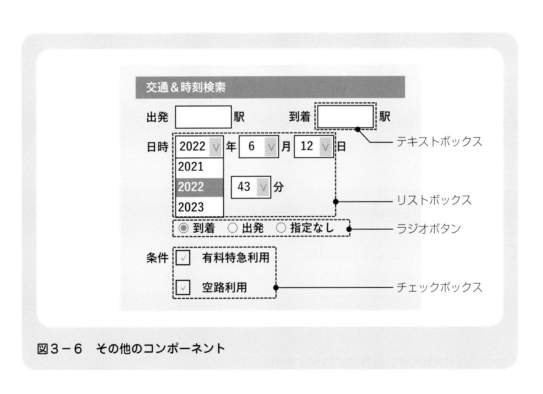

図3－6　その他のコンポーネント

3 Windows の管理機能

（1）Windows Update

OS 環境を常に最新の状態に保つためのシステム更新機能。マイクロソフト社がインターネット経由で提供するサービスで，セキュリティの修正パッチやシステム追加機能を一覧表示し，必要なものをインストールすることができる。

（2）システムの復元

コンピュータの実行速度やフリーズなどの原因となる問題を修正するためのツール。ソフトウェアや最新プログラムのインストールが原因である場合に，システム変更される前にシステムを復元することができる。

（3）ドライブの最適化（Windows11）

Windows11 では，デフォルトで週に 1 回，ハードディスクの場合はデフラグが，SSD の場合 Trim コマンドが自動的に実行されて，最適化されるようになっている。

最近のパソコンのストレージには SSD が搭載されているため，デフラグを意識する必要はない。また，SSD は書き換え可能回数に上限があるため，デフラグを実行すると寿命が短くなる。

（4）Windows セキュリティセンター

「ファイアウォール」「自動更新」「ウイルス対策」「他のセキュリティ設定」の 4 項目について管理している。従来は，ユーザがそれぞれのセキュリティソフトを別々に導入して管理しなくてはならなかった。Windows セキュリティセンターは初心者でも一目で，詳細設定，稼働状況や更新状況を一括管理することができる。

（5）Windows Defender

スパイウェアおよびその他の迷惑ソフトウェアをリアルタイムで監視し，発見した場合には駆除する機能をもつ。Windows8 からはウイルスも含めたマルウェア全般の検出機能が標準装備となっている。

（6）Windows SmartScreen

フィッシング詐欺や未検出の新しいマルウェアからユーザを守るセキュリティ機能。認識されていない Web サイトまたはアプリケーション利用の場合に警告を表示する。

（7） Windows Hello

生体認証（顔や目の虹彩，指紋）を用いて，デバイスやアプリ，オンラインサービス，ネットワークにサインインする機能である。パスワードによる認証よりも安全性の確保が可能である。

（8） Device Guard

指定したアプリケーション以外は起動できなくする機能。主に企業の高度なセキュリティ対策として Windows10 より追加されている。業務上必要のないソフトウェア動作によるウイルス感染を防ぐほか，電子メールの添付ファイルやメール内の URL からのアプリケーション起動もできないように設定できるため，外部からのサイバー攻撃やウイルスに対するセキュリティの確保が可能である。

4 Windows の基本操作

（1） コピーアンドペースト

データを複写するための一連の操作のこと。複写したい部分を選択し，メニューから「コピー」，複写先を指定してメニューから「貼り付け」を選択すると複写が完了する。各アプリケーションのメニュー，マウスのショートカットメニューから操作ができる。

（2） ドラッグアンドドロップ

ファイルを移動する際の操作のこと。移動したいファイルにマウスポインタを合わせ，ボタンを押しながら別の場所へ移動することをさす。

（3） ショートカットキー

マウス操作を用いないで，キーボードのキー操作により処理を行うこと。
アプリケーションによって，ショートカットキーの組み合わせは異なる。

［Ctrl］＋［C］	「コピー」	［Ctrl］＋［Y］	「繰り返す」
［Ctrl］＋［V］	「貼り付け」	［Ctrl］＋［S］	「上書き保存」
［Ctrl］＋［X］	「切り取り」	［Ctrl］＋［P］	「印刷」
［Ctrl］＋［A］	「すべてを選択」	［Ctrl］＋［F］	「検索・置換」
［Ctrl］＋［Z］	「元に戻す」		

（4）アンドゥ・リドゥ

アプリケーションの操作で，直前の操作を取り消す機能を「アンドゥ」という。また，「アンドゥ」で取り消した操作をやり直すことを「リドゥ」という。Word では「アンドゥ」を「元に戻す入力」，「リドゥ」を「やり直し入力」という。

4 ワープロソフトの活用

1 ワープロソフトの機能

文書作成のためのソフトである（図3－7）。文字（フォント）の種類や大きさ（フォントサイズ），行間の調整等，さまざまな設定が可能である（表3－2）。

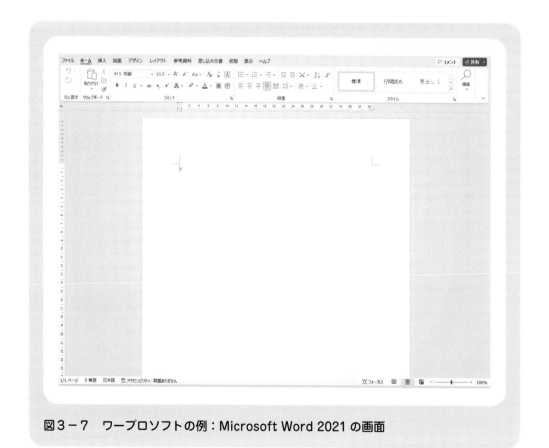

図3－7　ワープロソフトの例：Microsoft Word 2021 の画面

機　能	詳　細
入　力	キーボードからの文字入力機能。マウスやキー操作により図や表の入力も可能である
編　集	文書に修正や加工をする機能。文字の訂正，移動，挿入，複写，削除，フォント指定，書式設定等がある
印　刷	文書を印刷する機能。用紙サイズの選択，印刷枚数，拡大や縮小設定，印刷方向の指定ができる
保　存	文書を保存する機能。保存せずに終了すると作成された文書および文書の変更箇所は消去される
その他	データコンバート機能（他のソフトで作成したファイルのデータ変換） Web ページ変換機能〔作成文書をホームページ形式に変換〕 PDF 変換機能〔作成文書を PDF 形式に変換〕 ※この他，テキストファイル変換等，他のソフトウェアで使用できる形式にデータ変換が可能である

2 フォントの種類

表3－3にフォントの種類を示す。フォントはすべてのアプリケーションで使用できる。

表3－3　フォントの種類

名　称		特　徴
表示方法	ビットマップフォント	文字の形を点（ドット）で構成するフォント。拡大すると文字の曲線がギザギザになる（ジャギー）
	アウトラインフォント	文字の形を演算により表現するフォント。拡大してもギザギザにはならない
字間調節	等幅フォント	すべての文字幅が一定のフォント。実際の文字幅にかかわらず半角は 1/2 字幅，全角は 1 字幅で表示・印刷される
	プロポーショナルフォント	文字間を詰めるなど，文字によって幅が異なるフォント。Windows の「MS P 明朝」「MS P ゴシック」等

3 日本語入力システム

　日本語入力を行うためのソフトウェアのことで，インプットメソッドエディタ（Input Method Editor），フロントエンドプロセッサ（Front-End Processor）ともいう。

　MS-IME（マイクロソフト社；Windows に標準装備）

　Google 日本語入力（グーグル社）

　ATOK（ジャストシステム）

4 入力・編集時の主な機能と名称

（1）ヘッダ・フッタ

各ページの先頭や末尾に表題や日付などを自動で印刷することが可能で，その領域のことをいう。先頭部分をヘッダ，末尾部分をフッタという（図3−8）。

（2）マージン

印刷面の上下左右の余白部分のことをいう（図3−8）。

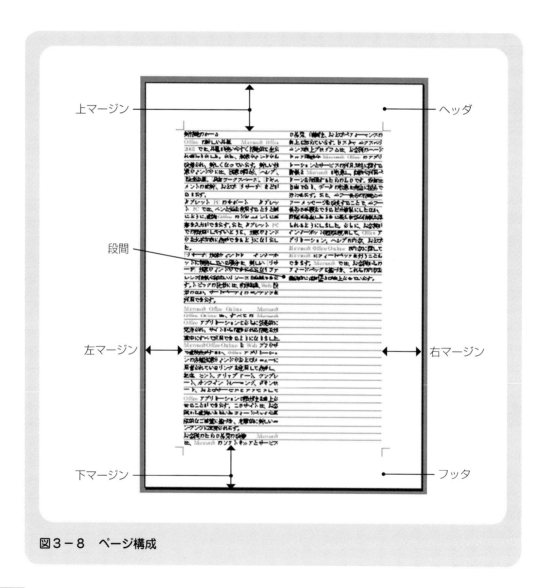

図3−8　ページ構成

（3）インデント・タブ

文章の書き始めを左端よりずらして入力する場合には，インデントを使用する。また，行の特定位置から文字入力する際には，タブを使用すると便利である。

（4）均 等 割 付

入力済みの文字や文字列を，指定した文字数（範囲）に均等に配置する。

（5）行間（文字間）・行ピッチ（文字ピッチ）

行（文字）と行（文字）との間の距離を行間（文字間）という。また，行（文字）の中心と次の行（文字）の中心の距離を行ピッチ（文字ピッチ）という。ピッチは行や文字の送り量をさす（図3－9）。

（6）禁 則 処 理

行頭や行末にあると不自然な特定の文字や記号を，自動的に前行末に繰り上げたり次の行頭に繰り下げたりする。

（7）差し込み印刷

文書の雛型に，別のデータファイルからデータを差し込んで印刷をする。

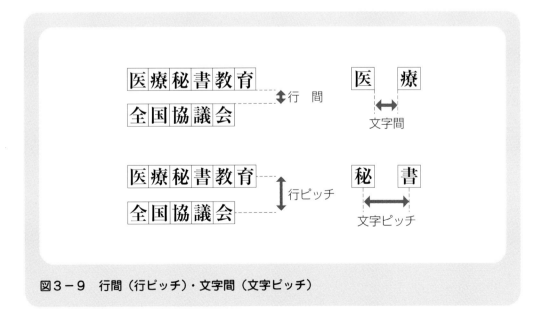

図3－9　行間（行ピッチ）・文字間（文字ピッチ）

（8）袋とじ印刷

　袋とじ印刷とは，1枚の用紙に2ページ分のデータを配置し，印刷面が表になるように2つ折りにしてとじられるよう設定し印刷することである。

（9）手差し印刷

　プリンタの給紙トレイにセットしていないサイズの用紙やタックシールなどのラベル紙等に印刷する際は，手差しトレイに用紙をセットして印刷を行う。用紙トレイの選択はプリンタのプロパティで設定できる（図3−10）。

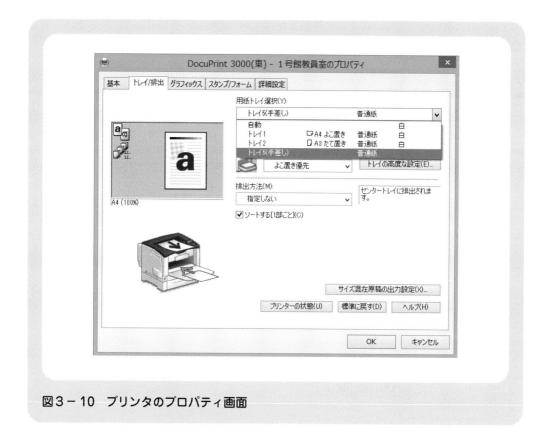

図3−10　プリンタのプロパティ画面

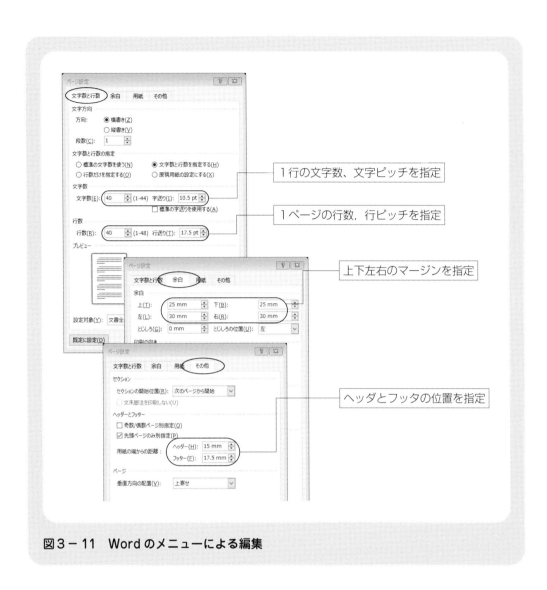

図3－11　Wordのメニューによる編集

（10）印刷プレビュー

作成した文書の印刷イメージを確認することをいう。

図3－11にWordのメニューによる編集の一例を示した。

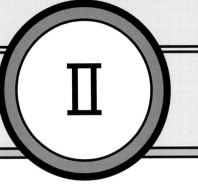

インターネットと情報活用

学習水準：医事コンピュータ技能検定 2 級

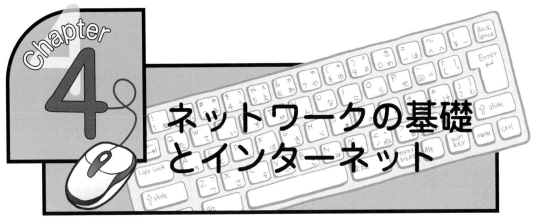

Chapter 4

ネットワークの基礎とインターネット

ネットワークの基礎

1 コンピュータとネットワーク

（1）スタンドアロンとネットワーク

　複数のコンピュータで情報のやり取りや周辺機器などの共有化を図ることをネットワークという。これに対して，1台のコンピュータ単独で処理を行うことをスタンドアロンという。

（2）プロトコル（通信規約）

　ネットワーク上で情報のやり取りを行うためには通信規約（通信するための約束ごと，手順）が必要である。この通信規約をプロトコルという。

2 コンピュータシステムの処理形態

（1）データ処理方式 （図4－1）

1）バッチ処理

　　データを蓄積し，定期的（日時，月次等）に一括処理する方式である。電話料金や給与計算など即時性を求めず，大量のデータをまとめて処理するシステムで利用されている。

2）リアルタイム処理

　　処理要求が発生した時点で即時処理する方式である。鉄道や航空の座席予約システムなど，即時性が求められるシステムで利用されている。

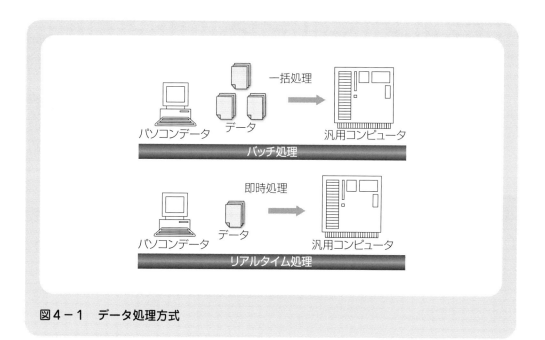

図4－1　データ処理方式

（2）業務処理方式（図4−2）

1）集 中 処 理

ホストコンピュータを中心に複数の端末を接続し，すべての処理をホストコンピュータに集中させた処理方式をいう。

2）分 散 処 理

複数の小型コンピュータをネットワークで接続し，それぞれに処理を分担する処理方式をいう。今日では，コンピュータの高機能化・高性能化により分散処理が中心となっている。代表的なシステムとして，ハードウェア資源や情報資源を管理し提供する側（サーバ）と，それらの資源を利用する側（クライアント）とに役割分担しているクライアントサーバシステム（CSS：Client Server System）がある。

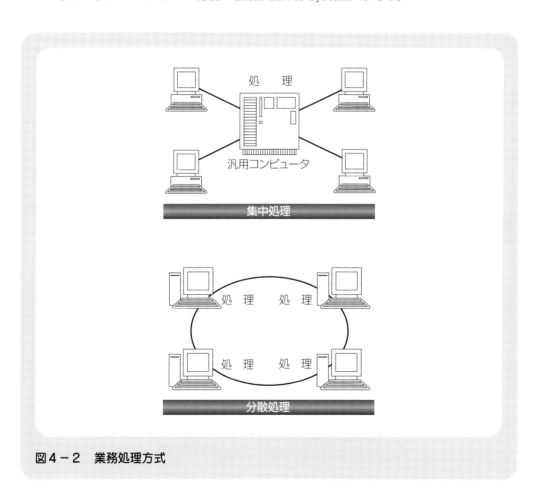

図4−2 業務処理方式

3 ネットワークの種類

（1）LAN（Local Area Network）

構内情報通信網。同一建物内や同一敷地内などの比較的狭い範囲内で複数のコンピュータや周辺装置などを接続し，データやプログラム，プリンタなどを共有することを目的としたネットワークシステム（図4−3）。構築規模や目的に応じて接続形態が異なる。

（2）WAN（Wide Area Network）

広域情報通信網。LAN と LAN を通信回線などで接続したネットワークである（図4−3）。WAN は，地域内や国内などの広範囲でネットワークを構築することが可能であるが，通信回線に公衆回線や専用回線などを利用することから伝送速度は LAN よりも低速である。

（3）MAN（Metropolitan Area Network）

LAN と WAN の中間的な範囲の情報通信網。地域内（一般的に50km圏内地区をさす）の複数 LAN を高速ネットワークで接続する。

（4）PAN（Personal Area Network）

個人が使用するパソコンや装置同士を接続するためのネットワークのことで，LAN よりもさらに狭い室内規模の範囲となる。有線接続のほか，無線では IrDA や Bluetooth の技術が利用される。

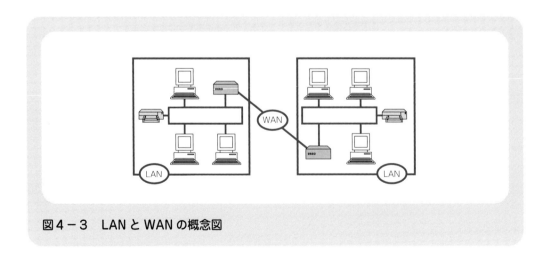

図4−3　LAN と WAN の概念図

（5）IoT（Internet of Things）

「モノのインターネット」といわれ，あらゆるモノをインターネットに接続し，モノの状態を把握し，状態に応じた動作，または動作指示等により新たなサービス提供を行うものである。そのモノの状態を把握するために必要となるのが IoT センサである。

主な IoT センサでは次のとおりである。

- 光センサ：光の有無や強さを検知する。自動改札機や自動ドアなど。
- 距離センサ：物体の位置を確認し距離を測定する。住居の不法侵入や車の障害物検知など。
- 加速度センサ：物体の速度変化（移動，傾き，振動など）を検知する。車のエアバッグなど。
- GPS センサ：物体の位置情報を計測する。カーナビやスマートフォンアプリなど。
- ジャイロセンサ：物体の傾きや角速度を検知する。デジタルカメラの手ぶれ補正などに活用。
- 湿温度センサ：湿度や温度等を計測する。別々の装置に分かれている場合もある。
- 圧力センサ：気体や液体などの圧力を測定する。気圧，ガス圧，血圧，水圧，水位など。

インターネット 2

1 インターネットの普及

インターネットは，世界中の大学や研究機関，行政，企業，個人などのコンピュータが相互に接続され，世界規模にまで発展したネットワークである（図 4 - 4）。もともとは，アメリカが軍事目的で開発したネットワーク（ARPANET）から発展し，後に大学や研究機関に開放されたのをきっかけに企業や個人にまで拡大したものである。

2 インターネットの接続方法

（1）通信回線の導入と ISP（Internet Service Provider）との契約

1）通信回線の導入

建物内にインターネット用の通信回線がない場合は，回線の開通工事が必要である。また，開通工事を伴わない方法としてモバイル回線の利用も考えられる。

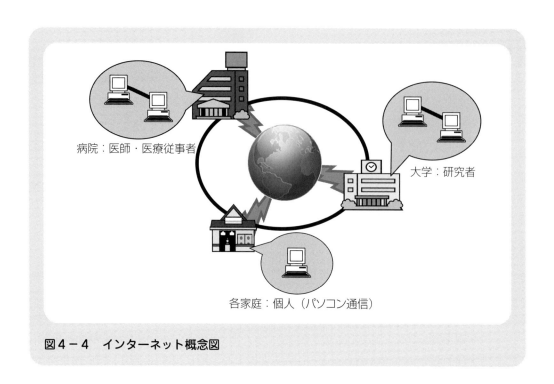

図4－4　インターネット概念図

2）ISP との契約

　インターネットへの接続サービスを提供する組織（または業者）を ISP（インターネットサービスプロバイダ）という。

（2）通信回線の種類

　通信回線には，固定回線と無線回線がある。固定回線には，現在の主流である光回線と CATV がある。また，無線回線にはモバイル通信がある（表4－1）。

表4－1　通信回線の種類

通信サービス		特　徴
固定回線	光回線（FTTH）	光ファイバー利用した回線で，大容量で超高速な通信が可能である
	CATV	有線放送の CATV 網を利用した回線で，高速な通信が可能である
無線回線	モバイル通信	建物内外のほか，移動中や外出先など，電波が届く範囲での通信が可能である

（3）モバイル通信

モバイル通信の回線を利用することで，移動中や外出先でのインターネット接続が可能となる。回線の利用には携帯電話会社との契約が必要となり，契約会社が設置している基地局との電波のやり取りができる範囲であれば通信が可能となる。

1）SIM カード

携帯電話会社との契約情報は SIM カードの IC 部分に記憶され，スマートフォンなどの情報端末に SIM カードを挿入することでモバイル通信の回線が使用できる。

なお，最近のスマートフォンは SIM フリーとなっており，別のスマートフォンに差し替えて使用することも可能である。

2）通 信 規 格

通信規格は，1G，2G，3G，4G/LTE へと進化し，現在は最新の規格である5Gへ移行している。G は世代（Generation）を意味し，世代が上がるにつれ，通信速度や通信容量が向上する。

3）MVNO（Mobile Virtual Network Operator；仮想移動体通信事業者）

他社の通信回線を利用してモバイル通信サービスを提供する事業者のことをいう。通信設備を所有しないためコストが抑えられることから，低価格でのサービス提供が可能である。一方で，通信速度や通信量などで制限を受けるというデメリットもある。

4）テザリング

スマートフォンなどのモバイル通信機能と WiFi 機能を利用し，ノート型パソコンやタブレット，ゲーム機などをインターネットに接続することをいう。

5）通信速度の保証方式

① ベストエフォート型　　回線の混雑時など回線状態がよくない場合において，通信速度や品質を保証しないで通信サービスを提供することをいう。保証はないものの，その分費用を低く抑えることが可能である。ベストエフォートとは「最善の努力をする」という意味。

② ギャランティ型　　ネットワーク通信において通信速度や品質を保証したサービスを提供することをいう。公共機関や企業などでは常時接続の環境に加え，常に一定の通信速度が求められる。費用は高額となるが通信速度や品質が保証される。

3 インターネットの通信技術

（1）大容量データ通信

1）回線交換方式

1対1の通信において回線を占有する通信方式。回線を占有するため通信速度や回線品質は安定するが，占有している間は他との通信機器との通信ができないため利用効率

はよくない。

２）パケット交換方式

複数対複数で回線を共有する通信方式。回線の共有により利用効率が向上することに加え，データをパケット*に分割して送受信することで通信効率も確保される。

*パケット：通信時，プロトコルによって分割されるデータの小さな固まり。

３）ストリーミング

インターネットの音楽や動画などを再生する際，データすべてをダウンロードしてからの再生ではなく，データの一部をダウンロードした段階で再生を開始する技術のことをいう。

（２）インターネットのプロトコル

インターネットへの接続の際，クライアントとサーバの間でプロトコルが必要となる。インターネットで使用されるプロトコル群である TCP/IP の主なものは表４－２のとおりである。

表４－２　プロトコルの種類

種　類	特　徴
HTTP	Web サーバとデータを送受信（ホームページ閲覧など）する際に使用する
HTTPS	Web サーバとデータを送受信（ホームページ閲覧など）する際，セキュリティのための暗号化機能を付加したものである
FTP	ファイル転送の際に使用する
SMTP	電子メールの送信，転送の際に使用する
POP3	電子メールを受信する際に使用する
IMAP4	電子メールを受信する際に使用するが，メールをサーバ上に残したまま確認することができる。そのため，他の端末からも確認が可能である
NTP	ネットワークに接続されているパソコンや各種機器の時計を正しい時刻に合わせる

（３）ネットワーク上のアドレス

１）MAC アドレス

ネットワークに接続する機器を識別するための番号で，製造出荷時点ですべての機器に対して割り当てられている。ネットワーク上でのデータ転送は NIC（Network Information Center）間を通して行われることから，世界中の機器で同じ MAC アドレスが存在することはない。

2）IPアドレス

　IPアドレスは，インターネットやイントラネットなどに接続されたコンピュータの識別番号である。IPアドレスは，インターネット上で重複があってはならないため，各国のNICが管理を行っている。

　① **「IPv4」によるIPアドレスの枯渇**　　IPアドレスはネットワーク上における通信機器の住所のようなもので，これまでは「IPv4」方式（Internet Protocol version 4 Address）として［205.205.13.1］のように4つの数字の組み合わせで表示されてきた。しかし，2011年2月にIANA（Internet Assigned Numbers Authority）において，続いて4月にはアジア太平洋地域のAPNIC（Asia Pacific Network Information Center）において新規IPv4アドレスが枯渇した。

　② **「IPv4」から「IPv6」への移行**　　現行の「IPv4」に代わる新たなプロトコルとして「IPv6」への移行が進められている。「IPv6」はIPv4を越えるアドレス空間をもつばかりでなく，様々な機能をもっている。すでに日本国内では，一部のISP（インターネットサービスプロバイダ）によって早い時期から実験，導入されている。

3）ドメイン

　［205.205.13.1（IPv4での例）］のようなIPアドレスは人間には覚えにくいため，人間にわかりやすいアドレスとしてドメイン（tist.ac.jpなどの表記）を用いる。ドメインは3つのレベルに分かれており，第一レベルは国名（jpなど，表4-3），第二レベルは組織の種類（acなど），第三レベルは組織の名称（任意）となっている。ドメインをIPアドレスに相互に変換するシステムをDNS（Domain Name System）という。

　　tist. ac. jp
　　組織名　分類　国名

　なお，IPアドレスと同様，ドメイン名を重複させることはできないので，日本では日本ネットワークインフォメーションセンター（JPNIC）によってドメイン管理がなされている。日本におけるドメインの種類を表4-4に示した。

表4-3　代表的な国のドメイン

ドメイン	国　名
com　net　org　ほか	アメリカ
jp	日本
uk	イギリス
ru	ロシア
au	オーストラリア
kr	韓国
cn	中国
hk	香港

表4-4　JPドメイン（日本におけるドメインの種類）

a. 属性型・地域型 JP ドメイン名
　1つの団体で1つのドメインが取得可能である

ドメイン	組織名
co.jp	企業や営利団体など
or.jp	財団法人や医療法人など上記以外の法人
ne.jp	ネットワークサービス提供者
ad.jp	ネットワーク管理組織
ac.jp	大学関係組織
ed.jp	大学を除く教育関係組織（18歳以下の生徒を中心とした教育機関）
go.jp	政府関係組織
pref. 道府県名 .jp	道府県および下部組織

b. 汎用 JP ドメイン名
　個人・団体・組織であれば誰でもいくつでも登録が可能

ドメイン	組織名
jp	日本国内に住所をもっていることが条件

4　インターネットサービス

（1）www

　　ハイパーテキスト機能をもつマルチメディア情報システムのことで，一般的に「ホームページ」と呼ばれている。World Wide Web の略。WWWの閲覧には，ブラウザでWWWサーバアドレスである URL を指定する。

1）ブラウザ

　　ホームページ閲覧のソフトウェア。代表的なものとして Internet Explorer，Google Chrome，Safari，Firefox などがある。

2）URL

　　インターネット上にあるサーバやファイルを識別し，ホームページを表示するために必要なアドレス。URL として入力されたドメインは DNS サーバにより IP アドレスに変換される。

$$\underset{\text{プロトコル}}{\text{https:}} \; // \; \underset{\text{サーバ名}}{\text{www.}} \; \underset{\text{組織名}}{\text{tist.}} \; \underset{\text{分類}}{\text{ac.}} \; \underset{\text{国名}}{\text{jp}} \; / \; \underset{\text{ファイル名}}{\text{index.html}}$$

⇒ドメイン名

3）ポータルサイト

ユーザが情報を探す際に最初にアクセスするホームページ。ポータルサイトは検索エンジンが一般的で，その代表例として，Yahoo!，Google 等がある。

なお，検索エンジンには，ヒトが手動で Web サイトを登録し目的別に分類，構成されているディレクトリ型，サーチロボットという膨大な Web サイトを自動的に巡回して登録していくロボット型がある。

（2）電子メール

電子メールは，コンピュータネットワークを利用し，瞬時にメッセージ（電子手紙）を送受信するシステムである。コンピュータ，携帯電話，PHS 等の通信機器間において電子メールのやり取りが可能である。

1）メールアドレス

通常の郵便と同様に，住所に相当する部分（ドメイン名）と名前に相当する部分（ユーザ名）に分かれる。

noguchi ＠ tist.ac.jp
　ユーザ名　　　　ドメイン名

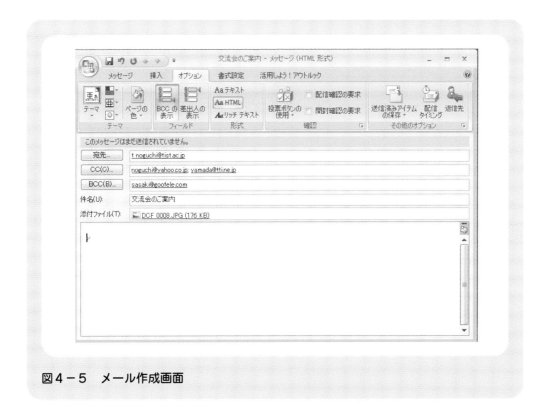

図4-5　メール作成画面

2）メーラ（メールソフト）

電子メールの作成や送受信を行うとともに，送受信したメールの保存・管理を行うソフトウェアのことである（図4－5）。代表的なメーラーとして Windows に標準装備の Outlook Express などがある。

3）フリーメール

メールソフトを使用せずに，ブラウザ上から電子メールの作成や送受信を行うことができる機能のこと。自宅のパソコン以外からメール操作が可能となるなどのメリットが高いものの，匿名性が高いため悪用されるケースもみられる。

4）メール機能

① **同報機能**　複数アドレスを指定し，同じ電子メールを一斉送信する機能。
- CC（カーボンコピー）：同報送信者名を受信者側にも表示する機能。
- BCC（ブラインドカーボンコピー）：同報送信者名を受信者側に表示しない機能。

② **添付ファイル**　電子メールと一緒に添付して送るファイルのこと。添付ファイルはウイルス感染経路の中でも非常に感染性が高いため，安全性が確認できない添付ファイルの扱いには注意が必要である。

③ **メーリングリスト**　特定テーマに関心ある人びとをグループとしてメールサーバに登録し，情報を登録者全員に同報通信する機能。

（3）ブログ（Blog）

インターネット上で，個人の日記や掲示板などを手軽に作成し，公開することができる Web サイトのこと。パソコンだけではなく，携帯電話などからも更新が可能である。

（4）ソーシャルネットワーキングサービス（SNS）

人と人とのコミュニケーションを目的として設計された会員制ネットワーキングサービスである。主な SNS の例として，Facebook や Twitter，LINE，Instagram などがある。趣味や職業，居住地などからつながりをもつ個人同士のコミュニティの形成が可能である。

（5）クラウドサービス

インターネットを利用したサービスの利用形態。クラウド（cloud）は雲の意味。インターネット上に存在する様々なコンピュータ資源（サーバ群）を使って，ユーザにサービスを提供する形態のことをいう（図4－6）。コンピュータ資源はサービス提供側が構築・管理していることから，ユーザはこれらを意識することなく，様々な処理をサービスとして利用することが可能である。

すでに企業や行政をはじめ，個人ユーザも日常生活の中で多く活用しており，今後も急速に普及していくことが予測されている。なお，IT 業界では，ユーザからみたネッ

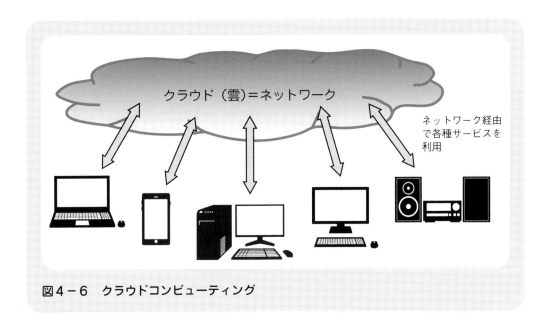

図4－6 クラウドコンピューティング

クラウド型電子カルテシステムの普及

　近年医療機関では，クラウドサービスを活用したクラウド型電子カルテシステム
が普及している。

　従来型システム導入には非常に高いコストがかかるばかりでなく，システムの信
頼性やデータ保管の安全性を維持していくためにはシステム運営に関する専門的ス
キルが不可欠であった。しかし，クラウド型電子カルテシステムの場合，専用サー
バの設置やシステムアップデート作業が不要であること，診療録等のデータはサー
ビス提供側のデータセンターで保存・管理されること，往診先など院外からのアク
セスが可能であることなど，コスト削減のほか，セキュリティレベルの高いデータ
管理と利便性の向上が期待されている。

トワークの向こう側をクラウドと表現している。

1）クラウドサービスの種類

①**SaaS（Software as a Service）**　ユーザは，パソコンにソフトウェアをインス
トールすることなく，ソフトウェアをクラウド上で使用することができる。ソフト
ウェアのアップデートなどのメンテナンスは，サービス提供者が行う。身近な代表
例として，Office 365 や Google マップ，Google Earth などがある。

②**PaaS（Platform as a Service）**　SaaS で提供するアプリケーションの開発環
境や実行環境をクラウドで提供するサービスである。スマートフォン向けアプリや
Web アプリケーションなどの開発を行う技術者向けのサービスである。

③ IaaS（Infrastructure as a Service）　情報システムに必要なサーバやストレージ，ファイアウォールなどのインフラを，インターネット上で提供するサービスである。代表的なクラウドサービスとして，アマゾンウェブサービス（AWS）やMicrosoft Azure などがある。また，クラウドストレージサービス*（クラウド上に大容量データを保存できるサービス）には，Google ドライブ，Yahoo! ボックス，Dropbox や iCloud Drive などがある。

　　*クラウドストレージサービス：HaaS（Hardware as a Service）ともいう。

（6）ファイル転送

　インターネット上でのファイルを転送機能で，クライアントからサーバへのファイル転送をアップロード，サーバからクライアントへのファイル転送をダウンロードという。

（7）IP 電話

　インターネット技術を利用した電話サービス。音声をデジタルデータに変換し，パケット交換方式によりネットワークを通じて相手に届けることで通話を行う。大手プロバイダやケーブルテレビ会社などが，ブロードバンド回線を利用して一般電話と同じように使えるサービス提供を行っているほか，スマートフォンで同サービスを利用する専用アプリも広く普及している。

（8）イントラネット

　インターネット技術を利用した構内ネットワーク。ネットワーク専用ソフトの導入を不要とし，インターネットのブラウザを使用して組織内外の情報を共有することができる。

（9）エクストラネット

　異なる組織のイントラネット同士をインターネットで接続し，電子商取引やデータ交換を行うことを目的としたネットワーク。

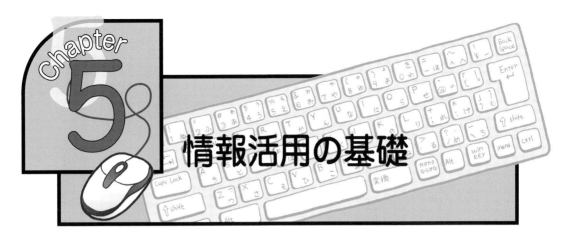

情報活用の基礎

表計算ソフトの基本操作

1 表計算ソフトの各部名称と機能

　表計算ソフトは,二次元の表（ワークシート）を用いて集計処理を行うアプリケーションである。データや式をセルに入力し,集計表やグラフを作成することができる。

（1）表計算ソフトの各部名称

　各部の名称を表5−1に,広く使用されているExcelの画面を図5−1に示す。

（2）表計算ソフトの機能

　各機能について,表5−2にまとめた。

表5−1　表計算ソフトの各部名称

名　称	詳　細
ワークシート	表計算ソフトの画面に表示されている表全体をさす （＝スプレッドシート；カルクシート等）
行	表の横1行。行番号は 1, 2, 3… となる
列	表の縦1列。列番号は A, B, C… となる
セル	行と列で仕切られた1マス ・カレントセル：操作対象となる太線で囲まれたセル 　　　　　　　　入力や変更などの編集作業が可能 ・セルポインタ：カレントセルを示す太線の枠 　　　　　　　　ワープロソフトのカーソルのようなもの
数式バー	セルにデータが入力されているときには,同じデータが表示される。計算結果が入力されている場合は数式が表示される

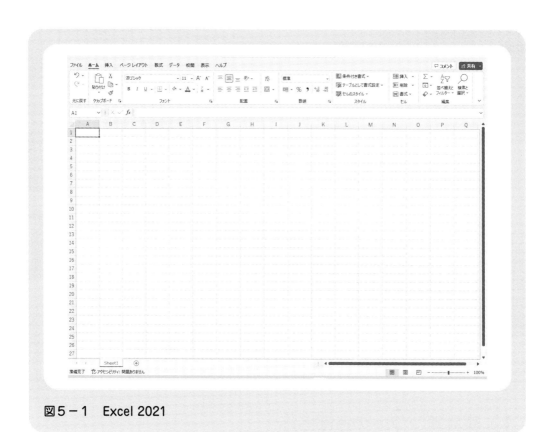

図5-1　Excel 2021

表5-2　表計算ソフトの機能

機　能	詳　細
表作成	文字や数値，計算式等を入力し，表を作成する機能。ワープロソフトと同様な編集機能（コピー，移動，削除等）のほか，表示形式，保護等の機能があげられる ・表示形式：セルのデータを，数値，通貨，日付，小数点以下桁数変更等に設定する ・保　護：ワークシート上の指定箇所を，データの書き換えができないように保護する
グラフ	表のデータに基づいてグラフを作成する。グラフの編集や凡例作成などの設定ができる
データベース	住所録や顧客管理等のデータベース機能。列をフィールド，行をレコードとして扱う ・ソート：複数項目の条件を設定し，昇順，降順の並べ替えをすること ・検　索：表中のデータの中で検索条件に合った行にセルポインタが移動する ・抽　出：条件に合ったレコード（行）を表示する
マクロ	繰り返し行う作業を自動化する機能。自動化により，作業の効率化とミスの軽減を図ることができる
VBA	プログラミング機能の一種。マクロ機能より高度な自動化ができる機能
アドイン	表計算の特定機能を組み込む機能

2 データの表現方法と特徴

（1）表

表は多くのデータを正確に表現し，一覧性に優れている（図5−2）。しかし，グラフと比較するとデータの全体像の把握や，データ同士の比較が難しいという欠点をもつ。

推計患者数の年次推移−病院（令和2年患者調査）　　（千人）

	2008	2011	2014	2017	2020
入　院	1332.6	1290.1	1273	1272.6	1177.7
新入院	45.3	45.7	50	52.9	49.7
繰越入院	1287.3	1244.4	1223.1	1219.7	1128
外　来	1727.5	1659.2	1641.9	1630	1472.5
初　診	255.6	234.1	236.9	227	231.5
再　来	1471.9	1425.1	1405	1403.1	1241.1
往診(再掲)	4.1	6.5	4.4	7.6	6.3
総　数	3060.1	2949.3	2915	2902.7	2650.2

図5−2　表の例　一覧表

（2）グ　ラ　フ

グラフはデータ全体をとらえるのに適しており，傾向や特徴，比較等が視覚を通して表現できる。しかし，表と比較するとデータ数値の正確な表現が難しいという欠点をもつ。グラフの種類を表5−3に，一例を図5−3に示した。

表5−3　グラフの種類

名　称	特　徴
棒グラフ	データの大小比較をするときに適している
折れ線グラフ	データの変化を時系列で表現するときに適している
円グラフ	構成比を表現するときに適している
帯グラフ	項目比率を比較するときに適している
レーダチャート	評価項目の比較，バランスを表現するときに適している
散布図	2種類のデータの相関をみるときに適している
ヒストグラム	データの散らばり具合をみるときに適している

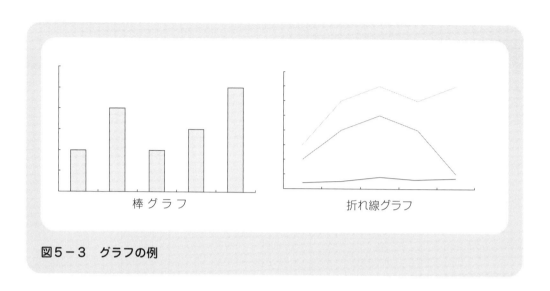

図5-3 グラフの例

3 式 と 関 数

（1）算術演算子

算術演算子（表5-4）を使う場合は半角文字で入力する。

表5-4　算術演算子の種類

足し算 ＋（プラス）	4＋3
引き算 －（マイナス）	4－3
かけ算 ＊（アステリスク）	4＊3
割り算 ／（スラッシュ）	4／3
べき乗 ＾（キャレット）	4＾3

【算術演算子を用いた計算】

	A	B	C	D	E
1		4月売上	5月売上	合　計	平　均
2	青　森	50,000	15,000	①	②
3	長　野	40,000	14,000		

① セル番地 D2 の値を求める＝B2＋C2

② セル番地 E2 の値を求める＝（B2＋C2）/2

（2）関数の種類

よく使用する関数を表5－5に示す。

表5－5　主な関数について

SUM（範囲）	範囲内の合計を求める	=SUM(B2:D2)
AVERAGE（範囲）	範囲内の平均を求める	=AVERAGE(B2:D2)
MAX（範囲）	範囲内の最大値を求める	=MAX(B2:D2)
MIN（範囲）	範囲内の最小値を求める	=MIN(B2:D2)
INT（数値）	指定された数値を超えない最大整数を求める	=INT(3.9) → 3

【関数を用いた計算】

	A	B	C	D	E	F	G	H
1		4月売上	5月売上	6月売上	合　計	平　均	最大値	最小値
2	青　森	50,000	15,000	20,000	①	②	③	④
3	長　野	40,000	14,000	16,000				

① セル番地 E2 の値を求める関数式　=SUM（B2:D2）
② セル番地 F2 の値を求める関数式　=AVERAGE（B2:D2）
③ セル番地 G2 の値を求める関数式　=MAX（B2:D2）
④ セル番地 H2 の値を求める関数式　=MIN（B2:D2）

4 IF 関数と条件式

表計算では，セルに IF 関数を用いて様々な条件分岐を設定できる。条件分岐には，比較演算子や論理演算子が用いられる。

（1）比較演算子

比較演算子は6種類ある（表5－6）。

（2）論理演算子

論理演算子は3種類である（表5－7）。

表5－6　比較演算子の種類

＝	等しい
＜＞	等しくない
＞	左辺が右辺より大きい
＜	右辺が左辺より大きい
＞＝	左辺が右辺以上である
＜＝	右辺が左辺以上である

例：Aは5以下　→　A＜＝5

表5－7　論理演算子の種類

NOT	否　定
AND	論理積
OR	論理和

（3）IF 関数の条件式

条件式の使い方を表5－8に示す。

表5－8　IF 関数の条件式

IF（論理式，真の場合，偽の場合）	IF（X>Y, 0, 1）XがYより大きい場合はA1に0を代入し，そうでない場合はA1に1を代入する

【IF 関数を利用した条件分岐】

期末点が60以上の場合は『合格』，60未満の場合は『不合格』と判定欄に表示する。

	A	B	C
1		期末点	判　定
2	山　田	80	合　格
3	浅　田	60	①
4	森　田	50	不合格

①　セル番地 C3 に判定を表示する。

IF（B3 ＞＝ 60,"合格","不合格"）

代入するものが文字列の場合は"　"（ダブルコーテーション）がつく。

⑤ 相対参照と絶対参照

（1）相 対 参 照

　表計算ソフトは，式や関数をコピーしてセル番地に変更が生じても，セル番地は自動的にコピー先に対応した番地に変更される。これを相対参照といい，表計算ソフトは相対参照が初期値として設定されている。

【相対参照の入力】

	A	B	C	D
1		医事コン	医療事務	合　計
2	山　田	80	60	140
3	浅　田	70	80	①
4	森　田	75	65	②

セル番地 D2 は SUM 関数を使って
　=SUM（B2:C2）
のようにセル範囲を指定する。

① セル番地 D3 に D2 の式をコピーすると自動調整された式　=SUM（B3:C3）が複写される。

② セル番地 D4 に D2 の式をコピーすると自動調整された式　=SUM（B4:C4）が複写される。

（2）絶 対 参 照

　計算式をコピーしてもコピー先で同じセルを参照したい（セル番地を固定したい）場合は，セル番地を絶対参照に設定する。この場合，セル番号の自動調整機能は無効になる。
　絶対参照の設定は，固定したいセル番号の行か列，もしくは両方に $ をつける。A1, $A1, A$1 など。

【絶対参照の入力】

	A	B	C
1	品　名	価　格	税込価格
2	商品A	1,000	1,100
3	商品B	2,000	①
4	商品C	5,000	②
5	税率	0.1	

セル番地 B5 を絶対参照に設定するため，
セル番地 C2 の式
　=B2+B2*B5　を
　=B2+B2*B5　に改める。

① セル番地 C3 に C2 の式をコピーすると $ をつけたセル番地 B5 は固定されたまま，その他の部分については自動調整された式　=B3+B3*B5　が複写される。

② 同様に　=B4+B4*B5　が複写される。

ファイルの種類と保存形式 ②

1 拡　張　子

　ファイルの種類や属性を示し，ファイル名の末尾にピリオド（.）に続けて2〜4文字でつけるもの。多くのOSは拡張子でファイルの種類を判断しているため，ファイルの拡張子を変更してしまうとプログラムが実行できなくなったり，データが開けなくなったりするので注意が必要である。

2 ファイルの種類

（1）文字データ

　文字データの種類と使用する拡張子を表5−9に示す。

表5−9　文字データの種類と拡張子

データ形式	説　明	拡張子
テキストデータ	文字データのみのファイルで，ほとんどの機種のコンピュータ，もしくはソフトウェアで作成されたデータと交換できるファイル形式	txt
RTF[*1]	ワープロなどの文書の標準形式でマイクロソフト社が策定したファイル形式。フォントや飾り文字，図表等の情報ももっている	rtf
CSV[*2]	表計算やデータベースなどのソフトウェアがサポートしているファイル形式。データをカンマで区切って保存し，簡易エディタなどでも編集が可能である。また，異なるソフトウェアとのデータ交換も可能である	csv

[*1] Rich Text Format
[*2] Comma-Separated Values

（2）音声データ

音声データの種類と使用する拡張子を表5−10に示す。

表5−10　音声データの種類と拡張子

データ形式	説　明	拡張子
MP3[*1]	MPEG[*2] と同じ圧縮方法で音声を圧縮し，音質を保ったままの圧縮が可能。広く普及しており，非可逆圧縮方式により高い圧縮率を実現している	mp3
AAC	MP3 よりも高音質・高圧縮のファイル形式で，MP3 の後継に当たる	aac, mp4
WMA[*3]	マイクロソフト社が開発した音声圧縮を用いたファイル方式。MP3 同様，非可逆圧縮方式を採用し，音質を保ったまま圧縮が可能。Windows 標準	wma
WAV	Windows 標準のサウンドデータのファイル形式	wav

[*1] MPEG Audio Layer-3
[*2] MPEG は，表5−12を参照
[*3] Windows Media Audio

（3）画像データ

画像データの種類と使用する拡張子を表5−11に示す。

表5−11　画像データの種類と拡張子

データ形式	説　明	拡張子
JPEG	標準的な画像の圧縮形式で，画像劣化が全くない状態から，ファイルサイズに合わせて劣化状態を調整することが可能	jpg[*1]
TIFF[*2]	アルダス社とマイクロソフト社が開発したビットマップ画像の圧縮形式。多くのグラフィックソフトで扱われている	tif
GIF[*3]	インターネットのコンテンツなどで使われるビットマップ画像のファイル形式。256 色表示でデータ圧縮が可能 　インターレス GIF…モザイク状態から画像が表示される形式 　アニメーション GIF…複数の画像をコマ送り再生する形式	gif
BMP[*4]	Windows 標準のビットマップデータのファイル形式。基本的には無圧縮であるが 256 色と 16 色の保存形式には圧縮オプションがある	bmp
PICT[*5]	Macintosh 標準のファイル形式で，フルカラーやデータ圧縮に対応している	pct
EPS[*6]	Postscript によって作成した図や文書のファイル形式。プレビュー用のビットマップデータとベクタデータを組み合わせて保存が可能	eps

[*1] 一般的に jpg であるが，jpeg，jpe 等が使われる場合もある
[*2] Tagged Image File Format
[*3] Graphics Interchange Format
[*4] Bit Map
[*5] QuickDraw Picture
[*6] Encapsulated PostScript

（4）動画データ

動画データの種類と使用する拡張子を表5－12に示す。

表5－12　動画データの種類と拡張子

データ形式	説　明	拡張子
MP4	パソコンやスマートフォンなど多くのデバイス，OSやブラウザで再生可能なファイル形式	mp4
AVI	マイクロソフト社が開発した動画ファイル形式。幅広く使用されているがファイルサイズが大きくなりやすい	avi
QuickTime	アップル社が開発した動画ファイル形式。当初はMac OSのみの仕様であったが，現在はWindowsにも対応	mov
MPEG	DVDビデオやデジタル放送などの動画で使用されているファイル形式	mpg,mpeg

（5）その他の標準的なデータ

よく使われるデータと使用する拡張子を表5－13に示す。

表5－13　標準的なデータの種類と拡張子

データ形式	説　明	拡張子
HTML[*1]	Webページを構成するマークアップ言語。ブラウザで表示するための標準的なファイル形式	htm html
PDF[*2]	アメリカのアドビシステムズ社が開発した電子文書タイプのファイル形式。世界中のビジネス現場で使用されている。Adobe Acrobatなどのソフトウェアで作成し，Adobe Readerにて表示ができる	pdf

[*1] Hyper Text Markup Language
[*2] Portable Document Format

3 ファイルの圧縮

容量の大きいファイルを電子メールなどでやり取りする場合には，ファイルを圧縮するのが一般的である。圧縮とは，ファイルの意味を失わずに容量を削減することで，圧縮されたファイルを圧縮ファイルという。標準的な圧縮ソフトに，LHAやWinZip，StuffIt等がある。

圧縮ファイルを復元する処理は「展開」「解凍」「伸張」等という。

1）可逆圧縮

コンピュータで扱うデータ圧縮方式のひとつ。圧縮したファイルを展開した際，圧縮前と同一のファイルを復元することのできる圧縮方式をいう。

2）不可逆圧縮

可逆圧縮よりも圧縮効率を高めた圧縮方式。圧縮の際にデータの欠落，改変を伴うため，ファイルを展開しても圧縮前の完全なファイルを復元することはできないが，ヒトの視聴覚特性を利用して劣化を目立たなくしている。音声データや画像，動画データで用いられる。

ファイルの構成とデータベース 3

1 ファイルの構成

顧客台帳などのデータは，関連のあるデータが一定の規則に従い蓄積されている。1件分のデータの集合をレコード,氏名や住所などの項目をフィールド,関連のあるレコードの集合体をファイルという（図5－4）。

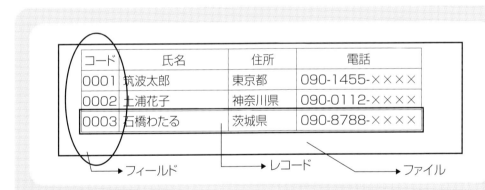

コード	氏名	住所	電話
0001	筑波太郎	東京都	090-1455-××××
0002	土浦花子	神奈川県	090-0112-××××
0003	石橋わたる	茨城県	090-8788-××××

──→ フィールド　　　──→ レコード　　　──→ ファイル

図5－4　ファイルの構成

2 ファイルの分類

（1）用途による分類

1）マスタファイル（基本ファイル）

　顧客情報など，固定的で基本情報が記録されたファイル。顧客情報について常に最新の情報を管理する必要がある。

2）トランザクションファイル（変動ファイル）

　マスタファイルのデータを追加，更新，削除するためのファイル。

3）ワークファイル（作業用ファイル）

　データ処理の過程で一時的に作成され，処理終了とともに削除されるファイル。

4）バックアップファイル

　磁気ディスク装置などの障害に備え，データのバックアップ（データやプログラムのコピーを別の補助記憶装置に待避させる作業）を目的とする予備ファイル。

（2）保存期間による分類

1）永久ファイル

　長期間にわたり利用されるファイル。マスタファイルなど。

2）一時ファイル

　データ処理中などで一時的に使用するファイル。

（3）利用者による分類

1）システムファイル

　コンピュータシステムを管理するファイルやOSを起動するためのファイルなど。

2）ユーザファイル

　ユーザが使用するプログラムやデータが保存されているファイル。

3 データベースの概要

（1）データベース

　データベースは，大量のデータを蓄積し目的に合った情報を瞬時に検索することが可能である。データベースを効率よく管理していくためには，蓄積するデータを事前に定義しておく必要がある。

（2）データベースの種類
1）関係データベース（リレーショナルデータベース）

データを表形式で管理し，表と表を組み合わせてデータベースを構成する。現在，もっとも利用されているデータベースの形式（図5-5）。

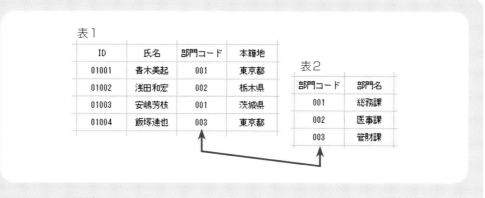

図5-5　関係データベース

2）階層型データベース（木構造データベース）

レコード同士の関係を階層構造(ツリー構造)で表現するデータベース。1つの親データには複数の子データが対応し，1つの子データには1つの親データのみが対応する(図5-6)。

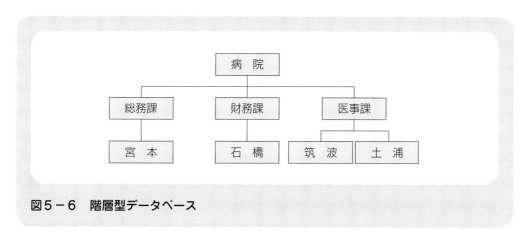

図5-6　階層型データベース

3）ネットワーク型データベース（網型データベース）

　1つのレコードに対し複数のデータが対応し，それぞれのレコードには上位下位が存在しないデータベース（図5－7）。

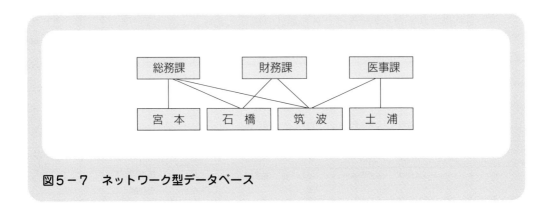

図5－7　ネットワーク型データベース

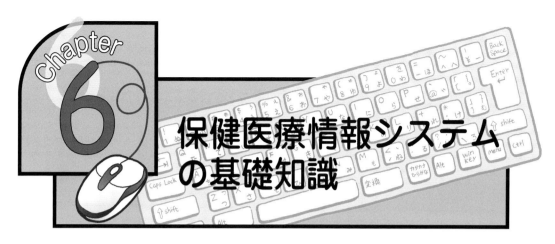

保健医療情報システムの歴史

1 1960年代〜1980年代の歴史 (表6-1)

　医療分野の情報化は，1960年代終盤から1970年代にかけての，事務部門における医事会計業務のシステム化が始まりである。その後，臨床検査部門をはじめ，部門ごとにシステム化が独自に進められ，業務の効率化が図られた。この時期には，保健医療情報システムに関する政策方針がなかったこともあり，部門ごとに構築された情報システムが相互に連携しない形で普及したため，部門間のやり取りには紙の伝票が使用された。

　1980年代は部門システムを導入する医療機関が増え，大病院では，部門間でのやり取りに情報システムを導入する動きがみられた。さらに1980年代後半には，医師が検査や処方などの指示を該当部門に電子的に行うことができるオーダリングシステムが開発された。これにより，大病院などの一部の医療機関では，紙の伝票がなくなり，部門間での情報伝達が迅速かつ正確に行われ，会計や薬局での待ち時間が短縮された。

　しかし，1980年代のオーダリングシステムは非常に高額であったこと，操作性が悪く，システム自体も開発段階であったことから普及率は低かった。

表6-1 1960年代〜1980年代のシステムの歴史

1960年代終盤〜1970年代	事務部門における個別業務のシステム化 例）医事会計システムなど
1970年代後半〜1980年代	検査・薬局部門への発注を中心とした総合病院での情報システムの開発・導入 例）オーダリングシステムなど

2 1990年代から現在までの情報化の動き (表6-2)

1990年代に入るとコンピュータやシステム価格の低下，機能性や操作性の向上，医療の質を向上させる情報システムの構築が活発化し，多くの医療機関でシステムを導入する動きがみられた。また，行政からも院内院外のネットワーク化やデータ交換規約の標準化について方針が出されたことから，オーダリングシステムが普及し，さらに遠隔医療などの外部医療機関とのネットワーク化が実現した（表6-3）。1999年4月には「診療録等の電子媒体による保存について」の通知や，2001年以降の政府のIT戦略などの政策を受け，電子カルテの実現につながった。

診療録等の電子媒体による保存について（1999年，厚生省）：要約

　法令に保存義務が規定されている文書等に記録された情報（以下「保存義務のある情報」という。）を電子媒体に保存する場合は次の3条件を満たさなければならない

（1）保存義務のある情報の真正性が確保されていること

　　• 故意または過失による虚偽入力，書換え，消去及び混同を防止すること

　　• 作成の責任の所在を明確にすること

（2）保存義務のある情報の見読性が確保されていること

　　• 情報の内容を必要に応じて肉眼で見読可能な状態に容易にできること

　　• 情報の内容を必要に応じて直ちに書面に表示できること

（3）保存義務のある情報の保存性が確保されていること

　　• 法令に定める保存期間内，復元可能な状態で保存すること

表6-2　1990年代からのシステムの歴史

1990年代　〜　2000年代	医療ネットワークの構築 診療情報のシステム化への取り組み 例）遠隔医療，電子カルテシステム，レセプトオンライン化

表6-3　医療ネットワークの3段階と期待される技術

第1段階	病院内ネットワーク	診療情報全般の管理，電子カルテ化
第2段階	病院間ネットワーク	画像情報などの特定情報を病院間でやり取りする遠隔医療技術
第3段階	地域内ネットワーク	個人の診療情報を他の病院施設などで共有することのできる地域保健医療情報システムの開発・普及

保健医療情報システムの概要

　保健医療情報システムは大別すると，地域保健医療情報システム，病院情報システム，医療情報サービスシステムの3つの概念に分類することができる（図6－1）。

　地域保健医療情報システムは，地域住民に対する効率的，かつ効果的な保健医療サー

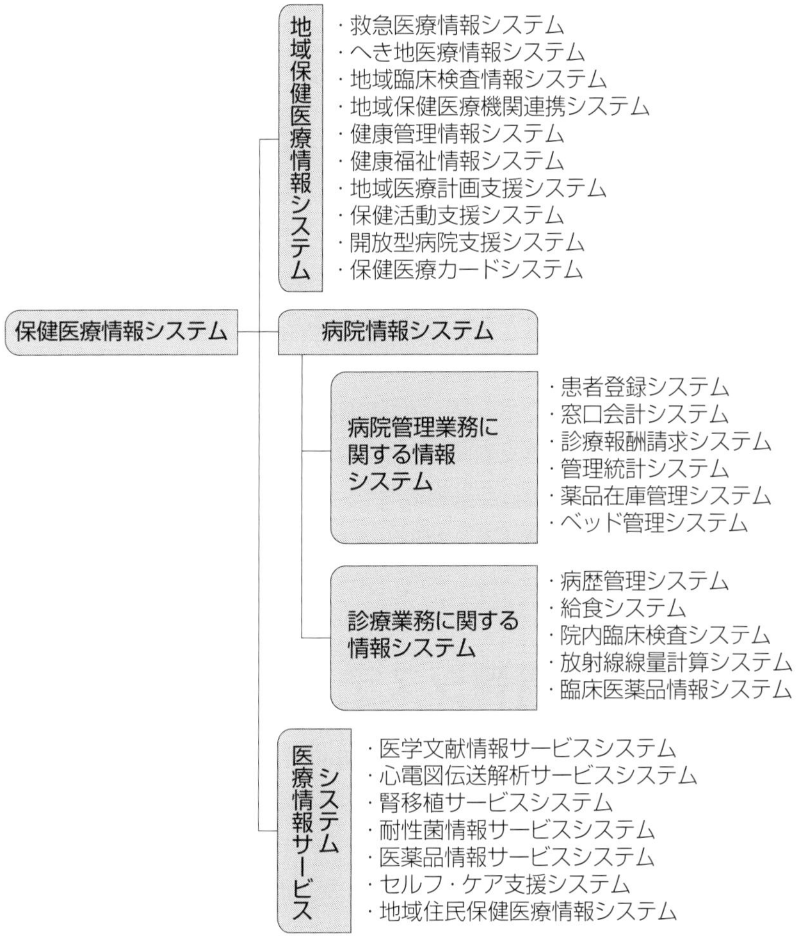

保健医療情報システム ─┬─ 地域保健医療情報システム
　　　　　　　　　　　　　　・救急医療情報システム
　　　　　　　　　　　　　　・へき地医療情報システム
　　　　　　　　　　　　　　・地域臨床検査情報システム
　　　　　　　　　　　　　　・地域保健医療機関連携システム
　　　　　　　　　　　　　　・健康管理情報システム
　　　　　　　　　　　　　　・健康福祉情報システム
　　　　　　　　　　　　　　・地域医療計画支援システム
　　　　　　　　　　　　　　・保健活動支援システム
　　　　　　　　　　　　　　・開放型病院支援システム
　　　　　　　　　　　　　　・保健医療カードシステム

├─ 病院情報システム
　　病院管理業務に関する情報システム
　　　　・患者登録システム
　　　　・窓口会計システム
　　　　・診療報酬請求システム
　　　　・管理統計システム
　　　　・薬品在庫管理システム
　　　　・ベッド管理システム

　　診療業務に関する情報システム
　　　　・病歴管理システム
　　　　・給食システム
　　　　・院内臨床検査システム
　　　　・放射線線量計算システム
　　　　・臨床医薬品情報システム

└─ 医療情報サービスシステム
　　　　・医学文献情報サービスシステム
　　　　・心電図伝送解析サービスシステム
　　　　・腎移植サービスシステム
　　　　・耐性菌情報サービスシステム
　　　　・医薬品情報サービスシステム
　　　　・セルフ・ケア支援システム
　　　　・地域住民保健医療情報システム

図6－1　保健医療情報システムの概要

ビスの提供を目的とし，多様な保健医療情報を管理し，活用するための情報システムである。

病院情報システムは，病院内で発生する複雑，多様化した情報の蓄積・整理・統合を行い，必要情報を速やかに提供するための情報システムである。このシステムは，さらに，患者登録，窓口会計，診療報酬請求，管理統計等の「病院管理業務に関する情報システム」と，病歴管理，給食，院内臨床検査等の「診療業務に関する情報システム」に分類することができる。

医療情報サービスシステムは，医療に関する最新の情報を収集・整理してデータベース化し，必要時に迅速に医療関係者に提供できるサービスシステムである。

地域保健医療情報システム ③

1 病診連携システム

病診連携とは，地域の中核病院と診療所が互いに協力し合って患者の診察にあたることで，コンピュータネットワークを利用して病診連携を支援するシステムを病診連携システムという。

医療機関同士で患者を紹介する際，地域の病院の診療科一覧や専門医の数，医師の専門分野の詳細がネットワーク上で確認できることにより，適切な病院をみつけることが可能となる。また，紹介を受けた医療機関で検査や服薬指導を行う際に，紹介元の医療機関で受けた検査結果や服薬状況を参照することにより，重複検査や相性の悪い薬の処方の防止につながる。

2 保健福祉医療情報システム

病院と診療所に加え，保健所や介護施設を含めたネットワークシステムを保健福祉医療情報システムという。患者の診療情報だけでなく，健康管理情報や介護情報を含んだ総合的な情報システムで，地域の保健所での検診（健診）データ，病院や診療所での検査データ，その他の個人の様々な健康データをネットワーク上で参照することができる。

３ 健康管理情報システム

保健所や企業での健康診断の結果をコンピュータに記録し，患者ごとの結果表示やデータの統計処理を行うシステム。異なるシステム間での情報交換のために，統一したデータフォーマットを用いることが標準化されつつある。従業員の健診データや病歴情報などをデータ化し，一人ひとりの健康情報を一元管理することにより，業務効率を大幅に改善できる。

（１）医療・健康情報の保管形態

医療・健康情報の共有・活用を進めるためには，医療機関から国・地方自治体，個人までを含めた環境整備が必要となる。その際に，医療や健康に関する情報を電子的に記録・保管する形態には次の３つがある。

１）EMR（Electronic Medical Records）
医療機関内において患者の診療情報を電子的に記録，管理すること。

２）EHR（Electronic Health Records）
国や地方自治体レベルで，地域の医療機関・施設から医療・健康情報を集め電子的に記録，管理すること。

３）PHR（Personal Health Records）
個人が主体となって，医療・健康情報を集め電子的に記録，管理すること。

４ 広域災害・救急医療情報システム

医療機関，消防機関，救急医療情報センターとのネットワークで，医療機関情報の提供を行うとともに，消防機関や医療機関に対しては，救急搬送や転院搬送に必要な医療機関情報の提供を行うものである。関連するものとして，妊婦を対象とした「周産期医療情報システム」もある。

一般向け情報として，医療機関の急患受付状況をインターネットで公開し，災害発生時および急患発生時に適切な医療機関を検索することも可能である。都道府県単位で管理されており，地区によって整備内容が異なる。

５ 遠隔医療システム

ネットワークで医療機関同士をつなぎ情報を共有したり，医療機関と患者をつないで診察・治療するシステム。医療機関同士では，画像をやり取りしながら専門医が一般医に助言できるため，専門医不在という理由で別の病院を紹介する必要もなく，効率的な

医療が提供できる。在宅医療や在宅ケアを対象としたものを在宅医療システムもしくは遠隔ケアと呼ぶ。医療行為については対面医療が原則となっているが，1997年の厚生省通知「情報通信機器を用いた診療（いわゆる「遠隔診療」）について」により容認された経緯がある。

遠隔医療のうち，医師－患者間において，スマートフォンやタブレットなどの情報通信機器を用い，病院の予約から決済までをインターネット上で行う診察・治療方法のことを遠隔診療（Telecare：テレケア）もしくはオンライン診療という。インターネット環境があれば，患者は病院や診療所まで足を運ばず自宅や外出先からも利用できる。受付や会計の待ち時間が短縮され，会計や処方薬の手配もオンライン上で行う。他の患者と接触がなく二次感染のリスクがないことも大きな利点である。

（1）遠隔画像診断（Teleradiology：テレラジオロジー）

撮影画像を専門医に伝送し，読影・診断結果を送信元の医療機関にフィードバックすること。専門医のいない離島やへき地で活用されている。

（2）遠隔病理診断（Telepathology：テレパソロジー）

病理医が伝送された病理組織の画像を基に診断を行うこと。病理医の絶対数不足と都市の大病院への偏在を解消する手段として注目され，2001年には遠隔病理診断に保険点数が認められた。

（3）遠隔手術支援（Telesurgery：テレサージェリー）

内視鏡手術で内視鏡画像を専門医に伝送し，専門医はモニタを見ながらリアルタイムで術者へアドバイスを行う。術者がロボットアームを遠隔操作して手術を行うシステムも商品化されている。今後の高度医療の併給手段として期待されている。

（4）在宅医療支援（Telehomecare：テレホームケア）

寝たきりの高齢者など，在宅医療を推進するためのシステム。パソコンやテレビ電話，血圧計・心電図などを組み込んだ専用端末装置を利用する。医療機関と患者宅，地域の社会福祉施設，介護支援センターと連携した医療福祉ネットワークとして各地に展開されつつある。

病院情報システム ④

1 病院情報システム

（1）病院情報システム
（HIS：Hospital Information System）

　病院業務を効率的に行うために導入されるコンピュータシステムの総称で，院内における患者情報や業務上必要な情報を入力，処理，記録，利用するためのシステムのことである。近年では，情報管理およびネットワーク技術の向上に伴い，電子カルテシステムや院内部門システム，部門と部門をつなぐオーダリングシステムを合わせたシステム全体をさす。

（2）電子カルテシステム

　カルテに記載する情報を電子的に保存するシステムを電子カルテシステムという。様々な面から電子化に不向きとされていたが，インターフェースの工夫，入力用テンプレートの採用により，入力時の負担が軽減され，実用的な利用が実現した。

　「診療録等の電子媒体による保存について」の通知により電子カルテの使用が法的に認められ（p.72参照），国の政策（グランドデザインなど）においても積極的に導入を推進している。

　電子カルテシステムは，質の向上（患者データの一元管理・共有化，情報の解析等による医学の向上），業務の効率化（医用画像管理システム導入によるフィルムなどの経費削減），情報提供（適切な情報管理・検索，目的に沿った情報の加工が容易，患者にとって理解しやすい表示，医療機関内・機関間・他の関係機関とのネットワーク化）の面でさらなる普及が期待される。

（3）オーダリングシステム

　診療室で発生する処方オーダや検査オーダの情報を，コンピュータネットワークを利用して瞬時に相手先に伝えるシステム。オーダ入力は，医師，看護師等の医療従事者がパソコンを用いて行い，オーダが発生した時点でその場でオーダ情報がコンピュータに入力される（発生源入力方式）。そのため，従来までの紙伝票の作成や伝票手渡しによる伝達，カルテへの転記等の業務が不要となる。また，各オーダの結果（検査結果や放射線画像など）についても，システム上で参照することができる。

Ⅱ インターネットと情報活用

2 院内部門システム

（1）事務部門システム

1）医事会計システム

病院ではもっとも早い時期に導入されたシステムで，新患登録，患者受付，医事会計，入退院登録，レセプト発行，統計処理，収納管理等の機能をもつ。

2）レセプト電算処理システム

医療保険事務の効率化や医療サービスの質の向上を目的として，紙のレセプト（診療報酬明細書）の代わりに電子媒体やオンラインで支払審査機関に提出するシステム。

3）経営支援システム

医事会計，人事，医薬品，物品等の管理データを蓄積し，コストの面から分析を行うシステム（コスト管理）。

4）病床管理システム（ベッド管理システム）

病床の空き・予約状況を管理するためのシステム。病床マップ（ベッドマップ）が用いられ，患者の入院や転棟，退院確認などが一目でわかるようになっており，病床を有効活用できる（図6-2）。

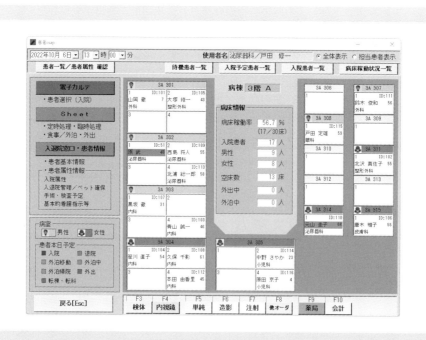

図6-2　電子カルテシステム入力支援ツール　病床マップ
（画面提供：ケアアンドコミュニケーション株式会社）

5）物流管理システム

病院内で使用する医薬品，医療材料，その他消耗品の在庫管理とその搬送（発注→納品）を行うシステム。

6）診療録管理システム（紙カルテ向けシステム）

紙カルテの保管と管理を行うシステムで，カルテ保管の出入庫をヒトが行うシステムとカルテ自動搬入機により自動で行うシステムがある。近年では，カルテの電子化に伴い，従来の紙カルテ等を電子化・登録・管理するドキュメント管理システムも利用されている。

① 管理方法

- アクティブカルテ ・・・・・ 比較的最近に受診した患者のカルテ。
- インアクティブカルテ ・・ 最近の受診がない患者のカルテ。

② 収納方法

- シリアルナンバーファイリング ・・・・・・ カルテ番号順に収納する方法。番号が古い順から整理されるので新旧別の分類が容易であるが，連番になるので番号の見誤りによる間違いもみられる。
- ターミナルデジットファイリング ・・・・ カルテ番号の下2桁を使って同一の棚に収納する方法で，分割された区分にバランスよく収納ができる。
  ※アリバイ情報 ・・・・ カルテの所在情報のこと。

7）リスクマネジメントシステム

医療機関では医療事故をリスクととらえ，医療事故を防止する方法論をリスクマネジメント手法と呼んでいる。リスクマネジメントとは危機管理のことである。医療事故を防止するためには，院内で発生した医療事故あるいは潜在的医療事故（インシデント）の例を収集し，原因の分析と対策を行うことが有効である。インシデントとはミスがあったが発見もしくは訂正され，患者への傷害へ至らなかった事例のことをいう。

（2）看護部門システム

看護部門は，大別して，看護業務の支援を行う看護支援業務システムと看護の人的資源を管理する看護管理システムの2つに分類できる。

1）看護支援業務システム

看護業務の支援を行うシステム。看護師と患者のかかわりの一連の過程（看護過程という）を支援する。観察項目・看護項目入力，看護診断支援，看護計画立案支援，看護管理日誌作成，看護ワークシート作成，看護評価入力，看護サマリ等の機能をもち，電子カルテの患者情報と連携する。

2）看護管理システム

看護の人的資源を管理するシステム。勤務表作成，勤務実績の管理，超過勤務の管理，人事情報の管理等の機能をもつ。

（3）中央診療部門システム

1）薬剤部門システム

① 調剤業務支援システム

- 自動調剤システム … オーダ情報を受けて自動的に調剤を行う。
- 処方監査システム … 医師の処方内容をチェックする（許容量の超過確認，副作用情報，薬剤禁忌情報等）。

② 医薬品情報提供（DI）システム
医薬品の添付文書情報や安全性に関する情報を医療従事者に提供するためのシステムである。

③ 薬歴管理システム
患者の服薬履歴を管理するとともに重複投薬や相互作用のチェックを行うシステムである。

④ 医薬品管理システム
医薬品の在庫管理（請求，発注，納品，出入庫，消費期限チェック）と消費統計処理を行うためのシステムである。

2）検査部門システム

① 検体検査システム
患者の血液や尿などの検体を使用する検査にかかわる業務の最適化（早くかつ正確な検査結果の提供等），環境整備（個人情報を安全かつ適切に扱うことを可能にする等）や，高品質な検査検証の実現などのための支援システム。

② 生理検査システム
生理検査機器およびファイリングシステムと電子カルテを結んで，オーダー・受付の自動化や検査の状況・結果データの管理を行う。心電図・脳波・呼吸機能解析を自動で行い，医師の診断を支援するシステムである。

③ 病理検査システム
組織や細胞の顕微鏡画像や病理医の検査レポートをデータベースに格納し，医師の診断を支援するシステムである。

3）給食・栄養部門システム

① 給食管理システム
食数管理，献立管理，食材管理から構成される給食業務支援のためのシステム。

② 栄養指導システム
栄養士の患者への栄養指導を支援するためのシステムで，患者病名や検査結果，食事内容がデータベース化されている。

4）理学療法部門システム
リハビリテーション業務を支援するためのシステムで，訓練計画作成，訓練実施入力，各種レポート作成，統計機能がある。

5）輸血部門システム
患者情報照会，輸血検査の結果登録・照会，血液製剤出入管理の機能をもつシステム。

6）手術部門システム

① 手術情報管理システム
手術を行うために必要な情報を登録・照会するためのシステム。患者の基本情報，病名，手術方式，手術日等のデータを扱う。

② 手術支援システム
手術中に医師などの支援を行うためのシステム。患者の血圧

や脈拍数を監視するバイタルモニタや清潔度を監視するシステムなどがある。

7）放射線部門システム

病院の中で比較的多くの情報機器を配置しもっとも ICT 化の進んでいる部門である。CT や MRI などの画像検査機器（モダリティ）や診断を行うための画像処理システムやレポーティングシステム，保管システムなどがある。

① **放射線情報システム（RIS: Radiology Information System）** 　患者基本情報照会，検査予約情報，検査レポート入力，フィルム管理等，主として画像そのものを扱わない業務を支援するシステムの総称。

② **PACS（Picture Archiving and Communication System）** 　画像の保管と伝送を行うシステムという意味だが，単に医用画像システムと呼ばれることもある。CT や MRI などのモダリティで撮影された画像を保管し，ネットワークを介して他の場所に伝送するためのシステムである。

3 診療支援システム

（1）意思決定支援システム（DSS：Decision Support System）

ヒトが判断する際に様々なデータを提供することで意思決定を支援するシステムである。医療現場では診断支援システムと呼ばれることもある。

　例）医師が薬を処方する際に処方薬に関する有効性や副作用の情報を提示するシステムなど。

（2）エキスパートシステム（ES：Expert System）

ある特定分野において，専門家と同様の知識と思考方法を備えたコンピュータシステムのこと。アメリカを中心に人工知能（AI）の研究が進められ，日本では 1980 年代にブームとなり，医療分野では自動診断システムの開発が盛んに進められた。現在では当時ほどの盛り上がりをみせていない。

　例）心電図解析，脳波解析，呼吸機能解析等の生体検査システムなど。

（3）診療支援データベース・データウェアハウス

院内の診療情報を分析・研究して，その成果を診療現場にフィードバックするためのデータベースを診療支援データベースという。診療支援データベースに記録されるデータは膨大な量となることから，記録や分析を目的として大量のデータを保存するデータベースをデータウェアハウス（Data Warehouse，データの倉庫という意味）という。

さらにデータウェアハウスを利用してデータ分析し，意味のある結果を導き出す過程をデータマイニング（Data Mining，データから情報を掘り起こすという意味）という。

（4）手術支援システム

外科手術において，患部以外の組織をできるだけ傷つけずに手術を行うことを低侵襲手術という。非常に理想的な方法で頻繁に実施されているが，コンピュータシステムによる手術支援システムが不可欠である。

1）手術計画支援システム

術前に撮影した患者のCTあるいはMRI画像（二次元平面映像）から三次元立体映像を作成し，立体映像上で患部到達までの手術経路を表示するシステムである。

2）手術シミュレーションシステム

バーチャルリアリティ技術（VR：Virtual Reality，コンピュータ上で現実の世界を模した状態をつくり出す技術）を応用したシステム。医師が三次元立体画像を見ながら，コンピュータに接続された手術用具を操作し，模擬的な手術を行うシステムである。訓練・教育用システムとして利用されることもある。

3）手術ナビゲーションシステム

低侵襲手術などにおいて，手術計画システムで作成した予定手術経路を立体画像として表示し，術野映像（小型カメラや術中CTおよびMRI画像など）を重ねることによって，手術の進行を視覚的に支援するシステムである。

4）ロボット手術支援システム（内視鏡手術用支援機器）

胸腔ないし腹腔よりロボットアームに接続された内視鏡カメラと手術鉗子を挿入し，

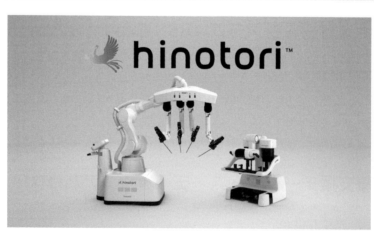

© Tezuka Productions

hinotori™（提供：株式会社メディカロイド）

図6-3　ロボット手術支援システム

遠隔操作で高度な内視鏡手術を行うことが可能である。術者はコックピットで3D映像を見ながら手元のコントローラーを操作し，それに連動するロボットアームを動かして手術を行う。低侵襲かつ精度の高い手術が可能である。普及しているシステムとして，hinotori™（ヒノトリ，図6-3），da Vinci（ダビンチ），ZEUS（ゼウス）などがある。

医療情報サービスシステム ❺

❶ 大学病院医療情報ネットワーク
（UMIN：University Hospital Medical Information Network）

　大学病院の業務と医学・生物学研究者の研究活動の支援を目的としたネットワーク組織である。

　URL：https://www.umin.ac.jp/

❷ 医薬品医療機器総合機構
（PMDA：Pharmaceuticals and Medical Devices Agency）

　国立医薬品食品衛生研究所医薬品医療機器審査センターと医薬品副作用被害救済・研究振興調査機構および財団法人医療機器センターの一部の業務を統合し2004年に設立された組織（独立行政法人）である。

　従来までは，医薬品は，医薬品副作用被害救済・研究振興調査機構（医薬品機構）が，製薬企業と厚生労働省から情報提供を受け一般公開していたが，それに代わって国民保健の向上に貢献することを目的として，医薬品の副作用や生物由来製品を介した感染などによる健康被害の救済（健康被害救済），医薬品や医療機器などについて治験前から承認までの指導・審査（承認審査），市販後における安全性に関する情報の収集・分析・提供（安全対策）を行っている。

　また，それぞれの情報を医療関係者向け，一般者向け情報としてインターネットにて公開している。

3 特定の疾病に関する情報システム

（1）がん情報サービス（NCC-CIS）

　　国立研究開発法人国立がん研究センターが運営。がんに関する情報提供を行う。一般向け情報と医療従事者向け情報が公開されている。Web サイトでの情報提供と FAXでの情報サービスを提供している。

（2）NCD（National Clinical Database，日本臨床データベース機構）

　　医療の質向上を目的とした臨床データベース事業で，2011 年に設立された。国内の手術・治療情報を登録し，集計，分析を行うことで，最善の医療を提供し適正な医療水準を維持することを目的としている。また，がん登録データとしての機能をもっており，乳癌，膵癌，肝癌の全国データが集積され，これらのデータががん診療の質を評価する指標の開発やがん医療へ活用されることが期待されている。

（3）循環器病情報サービス

　　国立研究開発法人国立循環器病研究センターが運営。循環器病の原因や治療方法，予防，日常生活の注意に関する情報提供を行う。一般向け情報と医療従事者向け情報が公開されている。

（4）JCVSDO（日本心臓血管外科手術データベース機構）

　　日本における心臓血管外科関連の手術データベースを構築し，心臓血管外科学の進歩，国民全体の福祉健康の増進に寄与することを目的としている。JACVSD は日本成人心臓血管外科手術データベース，JCCVSD は日本先天性心臓血管外科手術データベースのことである。

（5）HIV 診療支援ネットワークシステム（A-net）

　　厚生労働省が運営しているネットワークシステム（1999 年 12 月〜）。国内のエイズ拠点病院のうち，厚生労働省所轄の国立拠点病院をコンピュータネットワークで結び，患者情報を共有するシステムで A-net とも呼ばれる。このシステムに登録された患者の診療情報は，コンピュータで集中管理され，患者が全国のどこにいても常に高度な治療が受けられる。HIV は，エイズの原因ウイルスであるヒト免疫不全ウイルスの略称。

（6）新型コロナウイルス感染者等情報把握・管理支援システム（HER-SYS，厚生労働省）

　　厚生労働省では，保健所等の業務負担軽減および保健所・都道府県・医療機関等をはじめとした関係者間の情報共有・把握の迅速化を図るため，新型コロナウイルス感染者等情報把握・管理支援システム（HER-SYS：Health Center Real-time Information-sharing System on COVID-19）を開発．2020年5月末から運用している。HER-SYSを活用することにより，医療機関は，発生届の入力・報告を電子的に行うことができる。自宅療養者は毎日の健康状態をスマートフォン等で簡単に報告でき，また入力した情報は管轄の保健所へ反映・共有され，体調などを迅速に把握でき適切なフォローができるようになっている。

4　医学文献情報サービスシステム

（1）コクランライブラリ（The Cochrane Library）

　　イギリスのコクラン共同計画が，疾病の治療，予防に関する医療テクノロジーアセスメント（医療技術評価）の結果をまとめたデータベース。世界中の学術論文に掲載された臨床試験の結果を評価し，統計学的にまとめた結果がインターネット上に公表されている。

（2）パブメド（PubMed）

　　アメリカ国立医学図書館が運営。世界各国で出版された医学文献の検索が可能なデータベース。Webサイトで一般無料公開されている。

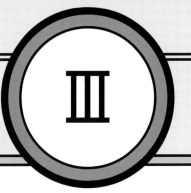

Chapter 7 ネットワークの接続形態

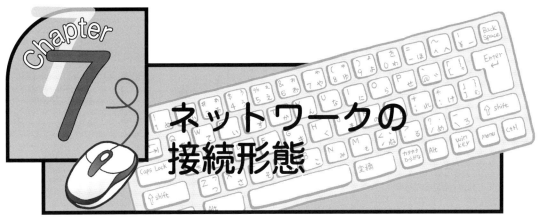

LAN の基礎知識

1 LAN の規格

（1）イーサネット型 LAN（Ethenet）

現在，もっとも普及している LAN の方式で国際規格である。

LAN の接続形態はバス型，アクセス制御は CSMA/CD 方式を用いている。

（2）トークンリング型 LAN

伝送効率が高いことから大規模な LAN 接続で構築される。

LAN の接続形態はリング型，アクセス制御はトークンパッシング方式を用いている。

（3）FDDI 型 LAN

光ファイバーケーブルを使ったリング型 LAN で，アクセス制御にトークンパッシング方式を採用している。大量の情報を高速で送出することが可能なため，幹線用として用いられている。

（4）無線 LAN

　　ケーブルを必要とせず，無線通信を利用して LAN に接続する方式で，アクセス制御に CSMA/CD 方式を採用している。配線の敷設を必要としないことから，企業や公共施設，一般家庭など急速に普及している。

2 LAN アクセス制御方式 （図7-1）

（1）CSMA/CD 方式

　　回線の空き状況を確認して端末からデータを送出する方式。

（2）トークンパッシング方式

　　伝送路上を循環している信号（トークン）が，端末に回ってきたときにだけデータを送出する方式。

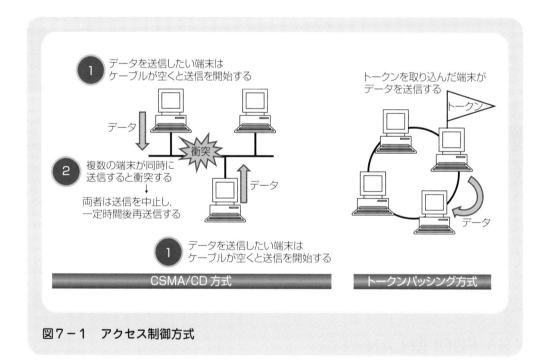

図7-1　アクセス制御方式

3 LAN の接続形態

（1）構成機器の接続形態による分類（ネットワークトポロジ）

ネットワークを構成する端末（パソコンのこと）や各種機器の接続形態による分類を
ネットワークトポロジという。スター型，バス型，リング型の3つの形態がある（図7－
2）。

1）スター型

集線装置（ハブなど）を中心として複数のコンピュータを接続する形態。コンピュー
タの追加が簡単にできる反面，集線装置に障害が起きた場合，ネットワーク全体に影響
を与えてしまうことになる。

2）バ ス 型

1本の伝送路に複数のコンピュータを接続する形態。コンピュータの追加接続が簡単
に行える。1か所の障害によるほかのコンピュータへの影響はない。アクセス制御方式
は一般に CSMA/CD 方式が用いられる。

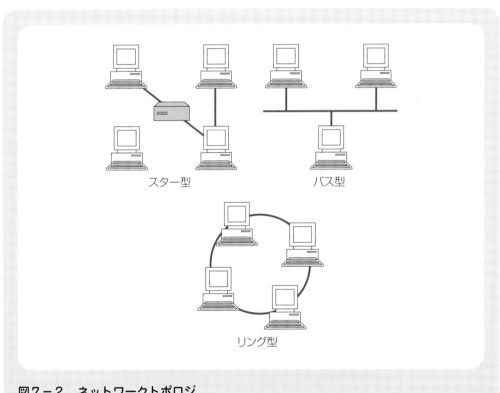

図7－2　ネットワークトポロジ

3）リング型

環状の伝送路に複数のコンピュータを接続する形態。1か所の障害がネットワーク全体に影響を与える可能性がある。伝送効率はバス型よりもよい。アクセス制御方式は一般にトークンパッシング方式が用いられる。

（2）構成機器の役割による分類

ネットワークの構成機器の役割とは，プリンタやファイルの共有などのサービスを提供する側，サービスを受ける側とに役割を分類するかということである。LAN内で各種サービスを提供する側をサーバ（server）といい，サービスを受ける側をクライアント（client）という。

1）ピアツーピア（Peer to Peer：P2P）

分散処理システムで，専用サーバを置かないLANの構成をピアツーピアという。

このシステムは，サーバとクライアントの境界を置かないため，それぞれのコンピュータがどちらの役割を果たすことも可能である（図7-3）。

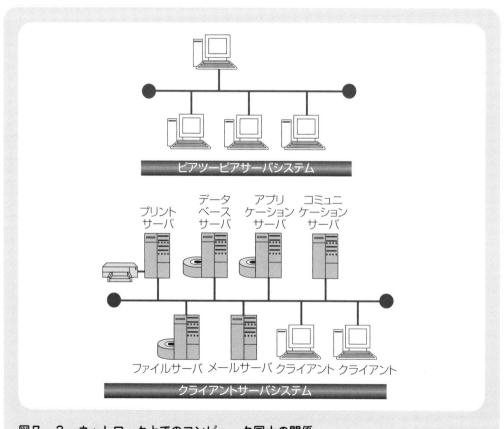

図7-3　ネットワーク上でのコンピュータ同士の関係

機能は，プリンタやファイルの共有などの簡易的なものに限定されるものの，比較的導入が容易であることから，サーバの負荷が比較的軽い小規模 LAN に向いている。

2）クライアントサーバ

ネットワークにおいて，クライアントとサーバとに役割および負荷を分散して処理するサーバシステムである。

クライアントはサーバに対してサービスを要求し，サーバはこの要求に応じ，ファイル管理，データベース管理，プリンタによる印刷の制御，通信機能などのサービスを行う。このようなことから，サーバはクライアントよりも高性能なコンピュータを用いることが多い（図7－3，表7－1）。

表7－1　サーバの種類

サーバ名	特　徴
ファイルサーバ	ハードディスクなどの補助記憶装置に記憶されているファイルへのアクセスを提供する
プリントサーバ	クライアントの印刷要求をスプールし順次印刷する
アプリケーションサーバ	ネットワークで利用可能なアプリケーションをインストールしたサーバ
データベースサーバ	データベース管理システム（DBMS）をインストールしたサーバ。クライアントからの要求（SQL）に対してデータベースを操作し，その結果を返す働きをもつ
メールサーバ	各クライアントの送受信メールを管理する
コミュニケーションサーバ *	プロトコルの異なるネットワークとの間で通信を行うためのサーバ

*　ゲートウェイ通信サーバともいう。

4 無線 LAN

　LAN の技術を無線通信にて実現したもの。LAN ケーブルが不要なのでオフィスや自宅などで広く普及している。標準規格のIEEE802.11bは最大11Mbpsの通信速度である。それ以外の規格では，IEEE802.11a（最大54Mbps），IEEE802.11g（最大54Mbps），IEEE802.11n（最大300Mbps），IEEE802.11ac（最大1,300Mbps）がある。快適な無線通信を行うには，IEEE802.11ac が有利である。。

　無線 LAN の環境には，有線 LAN との中継を行うアクセスポイント（図7－4），パソコンから無線で LAN に接続するための無線 LAN 対応 NIC（無線 LAN カード）が必要である。

　無線 LAN 対応 NIC は，最近の携帯用のノート型パソコンでは標準装備となっているものが多い。

　通信速度が遅いパソコンを快適にインターネット通信ができるようにする無線 LAN子機は，USB 端子や LAN 端子に挿入して接続できる装置である（図7－4）。アンテナがついた無線 LAN 子機もあり，アンテナの指向性を調整して高速な通信を実現させたいときなどに使われる。

　無線 LAN の仕組みに対応していることを示すブランド名に Wi-Fi があり，「Wi-Fi対応」と表記されていれば「無線 LAN 対応」と同様にアクセスポイントからインターネットに接続が可能である。

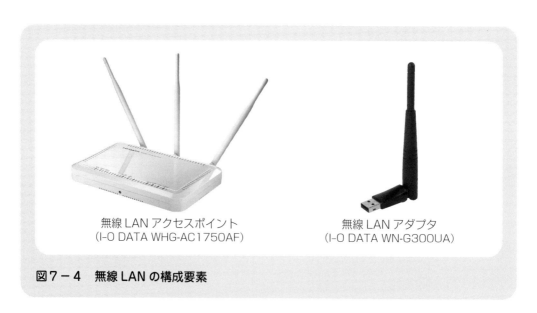

無線 LAN アクセスポイント
(I-O DATA WHG-AC1750AF)

無線 LAN アダプタ
(I-O DATA WN-G300UA)

図7－4　無線 LAN の構成要素

LAN の構成機器

1 通信用ケーブル

（1）ツイストペアケーブル （図7−5）

コストが安く配線が簡単であるため家庭や企業などで広く利用されている。ハブを利用したスター型 LAN を低コストで構築することが可能であり，有効延長距離と通信速度により様々な規格がある（表7−2）。

（2）同軸ケーブル （図7−5）

銅線を中心として絶縁体，網組銅線，ビニル保護被膜の4層で構成されている通信用ケーブルである。ツイストペアケーブルよりノイズが少なく，主にバス型 LAN で使用される（表7−2）。長距離，高速通信が可能である。テレビとアンテナをつなぐケーブルとしても利用されている。

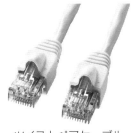

ツイストペアケーブル
(SANWA SUPPLY KB-10T5-01N)

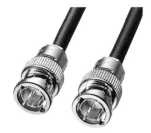

同軸ケーブル
(SANWA SUPPLY KB-73B2N)

図7−5　LAN ケーブル

（3）光ファイバーケーブル（図7−6）

　　銅線の代わりにガラスやプラスチックの細い繊維を使った通信用ケーブルである。電磁波の影響を受けないことから，ノイズや信号の減衰が少ないため，高速で大容量，長距離のデータ通信が可能である。

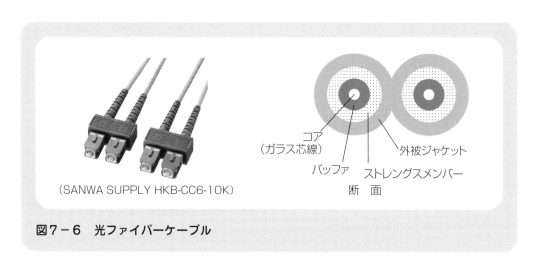

（SANWA SUPPLY HKB-CC6-10K）

コア（ガラス芯線）　外被ジャケット　バッファ　ストレングスメンバー　断　面

図7−6　光ファイバーケーブル

表7−2　通信用ケーブルの標準規格

規　格	ケーブル	速　度	距　離	接続形態
10BASE2	同軸ケーブル	10Mbps	185m	バス型
10BASE5	同軸ケーブル	10Mbps	500m	バス型
10BASE-T	ツイストペアケーブル	10Mbps	100m	スター型
100BASE-TX	ツイストペアケーブル	100Mbps	100m	スター型
1000BASE-T	ツイストペアケーブル	1Gbps	100m	スター型

２ ネットワーク間接続装置の種類

（1）NIC（Network Interface Card）

　　パソコンやプリンタなどの周辺装置をネットワークに接続させるための装置のことである。現在では，ほとんどのパソコンにNICが標準で装備されており，NICにはMACアドレスが割り当てられている。MACアドレスは，ネットワークに接続する機器に割り当てられる固有の認識番号で，通信先を特定するために使用される。

（2）ハ　　ブ（図7-7）

　　スター型ネットワークなど，複数のコンピュータを接続する際に使用する集線装置のことである。ハブ同士を接続して1つのネットワークに接続できる端末を増やす方法をカスケード接続という。カスケード接続では3〜4段階までハブの接続が可能である。

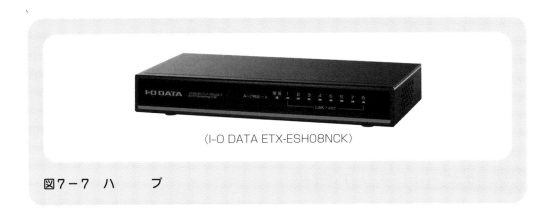

（I-O DATA ETX-ESH08NCK）

図7-7　ハ　　ブ

（3）スイッチングハブ

　　通常のハブの場合，1つのパソコンのポートから送ったデータはすべてのパソコンのポートに送信されるため，複数のパソコンのポート間の同時通信ができなくなる。スイッチングハブは，送られるデータの送信先を確認し，必要なパソコンのポートのみに通信するため，複数のパソコン間の同時通信が可能である。

（4）ル　ー　タ

　　同じ規格もしくは異なる規格のLANを接続する中継装置で伝送経路を選択できる機能をもつ。パソコンやスマートフォンなど複数の機器をインターネットおよびLANにつなげるための機器のことで，データ転送にどのルート（道）を通すかという「ルート選択機能」をもつことから，ルータと呼ばれている。

Ⅲ　ネットワークとセキュリティ

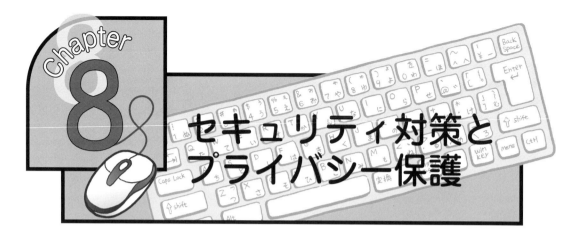

セキュリティ保護

①

1 セキュリティの定義

（1）セキュリティポリシー（Security Policy）

病院や企業などの組織体が，組織内における情報セキュリティに関する考え方をまとめた基本方針のことである。

（2）ISMS 適合性評価制度

ISMS（Information Security Management System，情報セキュリティマネジメントシステム）とは，組織体が，みずからのセキュリティポリシーに基づいてセキュリティを確保し維持するための取り組みを，継続的に実施する枠組みのことである。ISMS 適合性評価制度は，これらのセキュリティに関する取り組みを第三者が評価し認定する制度である。日本情報処理開発協会が 2002 年から運用を開始した。

（3）情報セキュリティの国際規格－ ISO27001

情報技術の高度化に伴い，不正アクセスやコンピュータウイルス，情報漏洩といった脅威への対策が必須となっている。そのために，情報を守るためのルールやそれを評価する仕組みである ISMS を国際間で利用できるよう標準化したものが「ISO27001」といわれる国際規格である。

1）JIS 規格における情報セキュリティ

JISQ27000：2019 では，情報セキュリティとは情報の機密性・完全性・可用性を維持することと定義されおり，真正性・責任追跡性・否認防止・信頼性など特性を含めることもある。

① **機密性** 　組織の機密情報が外部に漏洩・不正アクセスされないよう情報にアクセス制限をかけ，利用許可のない者やICT機器・ソフトウェア／社内システム等に情報（データ）を使用させいないこと。

② **完全性** 　保有する情報に重複・欠落・不整合がなく「正確・完全」で，かつ「最新の状態」にあることを保証するもの。

③ **可用性** 　アクセス許可された者が，必要なときに，組織が運用する情報システムを利用でき，必要な情報（データ）を入手・操作できるようにすること。

④ **真正性** 　利用者・情報・ソフトウェア・ICTデバイス・物理的メディア等その正当性を証明できるようにすること。

⑤ **責任追及性** 　操作履歴やログイン履歴などをログから情報操作・動作状況など遡及できるようにし，利用者やシステム管理の責任を明確にすること。

⑥ **否認防止性** 　情報操作可能なものが操作事実や発生した事象を，後から否認できないようにすること。

⑦ **信頼性** 　ソフトウェアや情報システムが仕様的欠陥や不具合なく正常に稼働し，安定していつでも利用できる状態にあること。

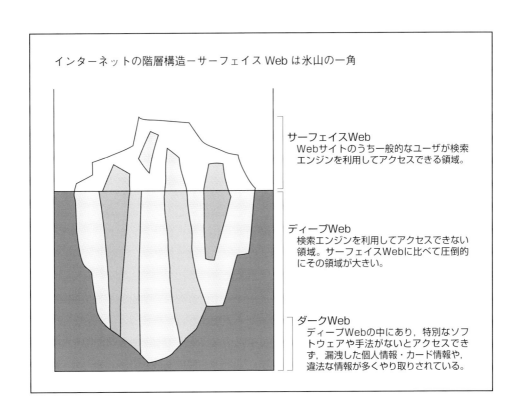

インターネットの階層構造－サーフェイスWebは氷山の一角

サーフェイスWeb
Webサイトのうち一般的なユーザが検索エンジンを利用してアクセスできる領域。

ディープWeb
検索エンジンを利用してアクセスできない領域。サーフェイスWebに比べて圧倒的にその領域が大きい。

ダークWeb
ディープWebの中にあり，特別なソフトウェアや手法がないとアクセスできず，漏洩した個人情報・カード情報や，違法な情報が多くやり取りされている。

2 セキュリティのリスク

（1）人的リスク

　　ヒトが引き起こすリスクのことで，人的なミスによるヒューマンエラーと悪意のある
人物により引き起こされるリスクがある。

1）盗　　聴

　　不正な手段により，ネットワーク上で通信中のデータを盗み見たり，パスワードや個
人データを入手することをいう。

2）なりすまし

　　他人の ID やパスワードなどを利用して何らかの行為を行うことである。他人になり
すましてのネットワークへの接続，オンラインショッピングでの購入等の被害がみられ
る。

3）漏　　洩

　　個人情報や企業情報を外部に漏らしたりする行為。最近は，情報通信技術の進展によ
り，コンピュータに保存されているデータを，悪意をもって流出させる，また，ウイル
ス感染によりインターネット経由で流出する脅威が増えている。

4）不正アクセス

　① **ハッキング（Hacking）**　　コンピュータやネットワークへアクセスし，その動作
　　解析や改造，改良などをすることをいう。ハッキングを行う者をハッカー（Hacker）
　　という。

　② **クラッキング（Cracking）**　　ハッキングと同様にコンピュータやネットワーク
　　へアクセスするが，悪意をもって侵入することをいう。コンピュータの破壊や不正
　　操作，改ざん行為，機密情報入手などを目的として侵入することである。クラッキ
　　ングを行う者をクラッカー（Cracker）という。

5）踏　み　台

　　不正アクセスをする者が，自分のコンピュータの所在を隠すために，他人のコンピュー
タを中継して不正アクセスする際のコンピュータのこと。複数の踏み台を経由された場
合，コンピュータの特定は非常に困難である。また，国によっては，被害を受けた企業
が踏み台となった企業への損害賠償を請求する事例もある。

6）スキミング

　　クレジットカードやキャッシュカードから不正に記録情報を読み出す犯罪行為。読み
出した情報を元に新たなカードを作成し不正使用されてしまう。スキマーと呼ばれる読
取装置には，カードに直接触れなくても財布の外からでも読み取れるものもある。

7）スキャベンジング（Scavenging）

　社内でプリントアウトしたものやメモ書き，もしくは廃棄された資料などを盗み機密情報を集めることをいう。電子媒体であるハードディスクやフラッシュメモリ等については初期化しても情報を復元することができるため，廃棄する際は注意が必要である。

8）ソーシャルエンジニアリング

　個人がもつ情報を，本人または関係者などから，心理的な話術による聴取，盗み聞きや盗み見などの手段によって情報を入手することをいう。

（2）技術的リスク

　コンピュータシステムが原因で引き起こされるリスクのことで，ネットワークやプログラムの脆弱性を狙って攻撃をしかけてくることである。

1）マルウェア

　悪意をもったソフトウェアの総称をいう。マルウェアには様々な種類があり，いずれもコンピュータに侵入されると深刻な被害につながる（表8−1）。侵入経路は，ネットワークを介したり，USBメモリなどの記憶媒体，フリーソフトウェア等を介するものがある。

2）コンピュータシステムへの攻撃

①バックドア攻撃　　クラッカーが不正侵入するために設置する「システムへの裏口」のこと。システムに侵入した際，次回以降の侵入路として設置するため，管理者が気づいて侵入路をふさいでも，クラッカーはバックドアから不正侵入することができる。

表8−1　マルウェア

種　類	特　徴
ウイルス	プログラムの一部を書き換えて自己増殖する。単体では存在できず，プログラムに感染（寄生）して増殖していく。感染後は，コンピュータ内のデータ消去や書き換え，システム動作等に影響を与える
トロイの木馬	無害なソフトウェアに見せかけてコンピュータ内部へ侵入し，外部からの命令で端末を操るマルウェアをいう。自己増殖機能がないため，コンピュータウイルスと区別される
ワーム	他のプログラムに寄生しない単体の不正プログラム。電子メールに自身を複製し添付して無差別にメールを送信することで自己増殖を繰り返す。代表的なものに，CodeRed，Slammer などがある
マクロウイルス	ワープロや表計算ソフトのマクロ機能を悪用した不正プログラム。この機能を悪用し，利用者に気づかれずに不正プログラムを感染させて自己増殖や破壊活動を行うよう設計されている
スパイウェア	ユーザの知らないうちに，個人情報等を収集してインターネットで送信させたりする。フリーソフトに含まれていたり，Web ページを閲覧したときに勝手にインストールされることもある

② **DoS 攻撃（Denial of Services Attack）**　　対象となるサーバに対して，大量のデータを送りつけるなどの過剰な負荷をかけてサービス不能としたり，システムダウンさせたりする攻撃。大手サイトが提供する一般的なインターネットサービス（Web，FTP，電子メール等）を対象として攻撃するケースもみられる。

③ **DDoS 攻撃（Distributed Denial of Services Attack）**　　複数のコンピュータから，対象となるサーバに対して一斉に大量のパケットを送出して，機能を停止させてしまう攻撃のこと。攻撃者は，セキュリティが脆弱であるコンピュータを複数踏み台にして攻撃拠点とする手法を取ることが多い。複数のコンピュータが悪用されるため攻撃者の特定が難しい。

④ **パスワードクラック**　　他人のパスワードを解析し探り当てること。攻撃の基本形でもあり，特に最近ではパスワード管理が甘いユーザが多いことから問題となっている。辞書にある単語を一つひとつ試していく辞書攻撃，暗号解読手法のひとつで，考えられるすべての鍵をリストアップし，次々と解読を試みる総当たり攻撃（ブルートフォースアタック）等の手法がある。その他，クラック用ソフトウェアとして「Cracker」や「John the Ripper」などが存在する。

⑤ **バッファオーバーフロー攻撃**　　対象となるコンピュータのバッファに許容量を超えるデータを送って，意図的にバッファをオーバーフローさせてシステムを停止させたり，プログラムの暴走を引き起こしたりする攻撃。

3）フィッシング

一般的に使用されているポータルサイトや金融機関などのメールアドレスや Web サイトを装い，ID やパスワード，クレジットカード番号などを不正に聞き出す行為のことをいう。

4）キーロガー

キーボードからのキー入力を監視して記録する不正ソフトウェア。キーロガーが仕掛けられたパソコンでネットショッピングでの買い物やインターネットバンキングの取り引きを行うことで ID とパスワードが盗まれる被害が増えている。

5）ボ　ッ　ト

インターネット上で決められた作業を自動的に行うプログラムをボットという。ヒトが手作業で行う仕事を自動化することができるため非常に便利なツールである。しかし，悪用することで，コンピュータやスマートフォンに侵入して外部から遠隔操作を行ったり，掲示板などへの自動書き込み，迷惑メール送信等の問題も起きている。このようなことからボットはマルウェアの中の位置づけとなっている。

（3）物理的リスク

地震・洪水・火災などの災害，機器の経年劣化によるコンピュータの破損や故障などが対象となる。また，悪意のある人物による妨害や破壊行為なども含まれる。

❸ セキュリティ対策

（1）認　　証

コンピュータを使用しようとするユーザが，あらかじめ登録されたユーザ本人であり，かつ正当なユーザであることを確認する作業をユーザ認証という。

1）パスワード認証

ユーザを識別する文字（ID）とペアで入力する文字列（パスワード）の組み合わせによりユーザ確認を行う認証方法。認証方法の中でもっとも普及している方法である。

パスワードを長期間使うと危険なことから，定期的にパスワードを変更することが望ましい。

①ワンタイムパスワード　　使い捨てパスワード。一度のみ使用可能なパスワードを発行し，認証されると破棄されるもの。インターネットバンキングなどでは携帯電話のSMS（ショートメッセージサービス）を用いる方式を導入している。

2）カード認証

ユーザ情報が登録された磁気カードやICカードを，システムに接続された専用の読み取り装置へ挿入し認証を行う方法。

3）生体認証

指紋，声紋，網膜のパターンに各個人固有の模様がみられることを利用して，ユーザ認証を行う方法。バイオメトリクス認証ともいう。

4）コールバック

出先から社内システムにアクセスする際，社内システムを呼び出してからいったん接続を中断し，社内システムから接続し直す方法である。

（2）アクセス権によるアクセス制御

ユーザがコンピュータシステム内のデータを利用する権利をアクセス権といい，ユーザごとにデータへのアクセス権を設定して，機密性の高いデータを保護する方法をアクセス制御という。

情報システムでは，職種や所属部署に応じてユーザをグループ分けし，グループごとに異なったアクセス権を与えることによってアクセス制御を行う。

（3）ウイルス対策ソフトウェア

コンピュータウイルスからコンピュータ機器を保護するためのソフトウェアの総称である。導入するとハードディスク等の補助記憶装置内のウイルスを検出しウイルスに感染している場合には駆除を行う。また，メモリに常駐し，ネットワーク接続や外部との接続状況を監視する機能をもつ。アンチウイルスソフトウェア，ワクチンソフトウェア，

セキュリティ対策ソフトウェアともいう。

1）ウイルス定義ファイル

　ウイルス対策ソフトウェアの一部で，ウイルスやワーム等の自己増殖を繰り返すプログラムの特徴を収録しているファイル（パターンファイルともいう）のことである。一般的に，ウイルス定義ファイルはソフトウェア提供元より最新ファイルに更新するよう設計されている。

（4）ファイアウォール

　ファイアウォールとは2つ以上のネットワークに接続されていて，ネットワーク上を流れるデータを監視し，あらかじめ決められたルールに従ってデータの流れを制御するコンピュータシステムである（図8−1）。

　ファイアウォールに接続されたネットワークのうち，機密性の高いネットワーク（病院のイントラネットなど）を保護ネットワーク，それ以外（インターネットなど）を外部ネットワークという。外部ネットワークから保護ネットワークへのアクセスを厳しく制限することによって，セキュリティを守るのが一般的である。

　外部ネットワークに公開したいリソースが内部になる場合，外部ネットワークと保護ネットワークの間に，さらに緩衝ネットワーク（DMZ）と呼ばれるネットワークを設けることがある。そこで，DMZ上に外部公開用のコンピュータを配置し，保護ネットワークとは分離した形態を取る。もし仮に，悪意をもった者がDMZに不正侵入した場合でも，保護ネットワークに直接到達することができないので，より安全性が高いと考えられる。ファイアウォールの方式として，以下の3点をあげる。

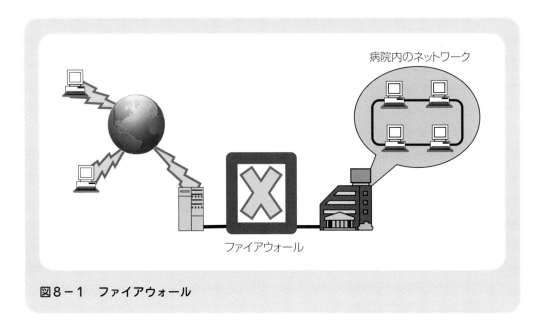

図8−1　ファイアウォール

1）パケットフィルタリング

パケットのヘッダに含まれる情報（送信元 IP アドレスとポート番号 / 送信先 IP アドレスとポート番号）を判断し，アクセス制御を行う方法のこと。外部ネットワークからの不要なデータの遮断と保護ネットワークからのデータの漏洩を防ぐ，もっとも基本的な方式。

2）アプリケーションゲートウェイ

通信を中継するプロキシプログラムを使用することで外部ネットワークと保護ネットワークとを切り離す方法。保護ネットワークから外部ネットワークへアクセスする際，直接保護ネットワークから接続することはせずに，プロキシプログラムが起動されユーザに代わって中継する仕組みである。パケットフィルタリングに比べるとセキュリティは高い。処理速度が遅くなるものの，通常での実用上にほとんどは問題ない。

3）サーキットレベルゲートウェイ

従来のパケットフィルタリングの動作にポート指定や制御の機能を加えたタイプで，パケットフィルタリングでは防げない送信元 IP アドレスの偽装を防御できる。アプリケーションごとの設定が可能なため，特定のシステムやアプリケーションの通信を制御する場合に有効となる。

（5）侵入検知システム

侵入検地システム（IDS：Intrusion Detection System）は，ネットワーク上を流れるデータや，コンピュータに出入りするデータを監視し，不正アクセスと思われるデータをみつけた場合に警告を発するシステムである。製品によってはデータを遮断したり，ファイアウォールのルールを変更したりして，不正侵入を防ぐ対処を行う場合もある。

（6）暗　号　化

1）電子データの暗号化

暗号化とはデータ形式を変えて第三者に解読させない技術のことである。これに対して，暗号化されたデータを解読できるように戻すことを復号という。暗号化には，秘密鍵暗号方式と公開鍵暗号方式，セッション鍵暗号方式の 3 つがある。

① **秘密鍵暗号方式**　暗号化と復号に同一の鍵を使う方法。データの送信者と受信者が同じ鍵を使って暗号化と復号を行うので処理は早く済むが，鍵の盗聴に注意が必要である。共通鍵暗号方式ともいう。

② **公開鍵暗号方式**　暗号化の鍵は公開し，復号の鍵は非公開とする方法。公開鍵なので送信者は誰でも暗号化することができるが，解読できるのは復号鍵をもつ受信者のみである。復号鍵から暗号化鍵の生成は可能であるが，暗号化鍵から復号鍵の生成は不可能である。そのため，暗号化と復号には時間を要するが，セキュリティは秘密鍵暗号方式よりも高い。

③ **セッション鍵暗号方式**　　秘密鍵暗号方式の処理の速さと公開鍵暗号方式の安全性を組み合わせた方式。

2）電子署名（デジタル署名）

電子文書の正当性を保証するためにつけられる署名情報のことを電子署名という。電子ファイルや電子メールに電子署名をつけ加えることによって，作成者が正しく本人であること（真正性），内容が改ざんされていないこと（完全性）を証明することができる。電子署名には公開鍵暗号方式が用いられている。

3）SSL

ブラウザと Web サーバとの間で，認証や暗号化機能を用いてデータの送受信を行うプロトコル。Secure Socket Layer の略。アメリカのネットスケープコミュニケーションズ社が開発し，現在では業界標準，一般のブラウザに標準搭載されている。クレジット決済や個人情報入力などの際に用いられている。SSL が用いられる際には，URL がhttps:// から始まる。

電子カルテ情報を全国の医療機関等で閲覧可能にするための実装方法（イメージ）

これまで，オンライン資格確認の導入と被保険者記号・番号の個人単位化を進めるとともに，これら既存インフラを最大限に活用し，オンライン資格確認等システムにおいて，レセプトに基づく全国で医療情報を確認できる仕組みの拡大（薬剤情報に加えて，医療機関名，透析情報，医学管理等の対象情報の拡大），電子処方箋の仕組みの構築等に向けた準備を進めている。

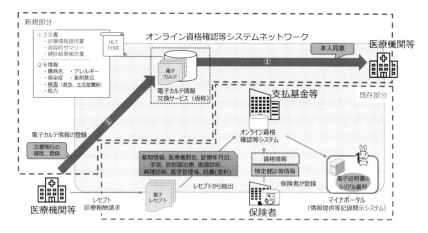

①　**送受信方式**：医療機関等の間でやり取りする 3 文書情報について，既存のオンライン資格確認等システムのネットワーク上で相手先の医療機関等に送信し，相手先の医療機関等において本人同意の下で同システムに照会・受信できるようにしてはどうか。

全国的に電子カルテ情報を閲覧可能とするための基盤について，厚生労働省（2022 年 5 月）

4）認 証 局

暗号通信を行う際に，みずからの正当性を証明するデジタル証明書（電子的な身分証明書）を発行する機関。CA（Certificate Authority）ともいう。

（7）VPN

VPN（Virtual Private Network）とは，公衆網上に構築された仮想的な専用網のことである。技術的にはプロトコルとして IPSEC や PPTP，L2TP を使い，暗号通信を行っている。

（8）PKI

PKI（Public Key Infrastructure）とは，公開鍵暗号方式を用いた認証や電子署名を行うために必要な技術や製品全般のことをさす。S/MINE による暗号化電子メールシステム，SSL 対応の Web サーバおよびブラウザ，公開鍵証明書を発行・管理する認証局（CA）などが含まれる。

4 セキュリティに関する法律

（1）不正アクセス禁止法

2000 年に施行され，2012 年に一部改正された「不正アクセス行為の禁止等に関する法律」において，次の行為が禁止されている。

① **不正アクセス行為**　正規利用者になりすましてシステムにログインする／セキュリティ・ホールを攻撃し，コンピュータに侵入する。

② **他人の識別符号を不正に取得する行為**　他人の識別符号（ID やパスワードなど）を不正に取得する。

③ **不正アクセス行為を助長する行為**　正規利用者の ID やパスワードを無断で第三者に提供する。

④ **他人の識別符号を不正に保管する行為**　不正アクセス行為を目的として不正に入手した ID やパスワードを保管する。

⑤ **識別符号の入力を不正に要求する行為（フィッシング行為）**　偽の Web サイトや電子メールを使って ID やパスワードを入力させ，情報を不正に入手する。

違反した者は，①では 3 年以下の懲役または 100 万円以下の罰金，②では 1 年以上の懲役または 50 万円以下の罰金，③〜⑤では 1 年以下の懲役または 50 万円以下の罰金の刑に処される。

（2）電子署名法

2001 年に施行された「電子署名及び認証業務に関する法律」において，本人によっ

て電子署名が施された電子文書は，本人が手書き署名したり，押印したりした場合と同じ法的効力をもつことが認められた。また，国による認証業務の認定制度が導入され，社会全体でPKIを利用した電子認証システムが整備されるようになった。

個人情報と権利の保護に関する法律

　「個人情報の保護に関する法律」（2003年5月公布，2005年4月施行，以下「個人情報保護法」）は，個人の権利や利益，プライバシーを保護するため，個人情報を取り扱う事業者に対して一定の義務を課した法律である。同法は，個人の権利利益の保護，技術革新の成果による保護と利用のバランス，国際的な制度調和と連携，越境データの流通増大に伴う新たなリスクへの対応，AI（人工知能）・ビッグデータ時代への対応などの観点から改正され，2020年6月に「改正個人情報保護法」が公布された。施行は2022年4月1日である。改正にあたり命令違反・虚偽報告等の法定刑，罰金刑の引き上げなど罰則規定が強化された。

1 個人情報保護

（1）「個人情報保護法」の主な内容

　主な条文を抜粋・要約して，本法の目的，用語規定等を示す。

1）目的（第1条）

　個人情報保護法は，個人情報の適正かつ効果的な活用が新たな産業の創出並びに活力ある経済社会および豊かな国民生活の実現に資するものであることその他の個人情報の有用性に配慮しながら，個人の権利利益を保護することを目的としている。

2）個人情報（第2条第1項），個人データ・保有個人データ（第16条第3・4項）

　「個人情報」は，「生存する個人に関する情報であって，当該情報に含まれる氏名，生年月日その他の記述等により特定の個人を識別できるもの（他の情報と容易に照合することができ，それにより特定の個人を識別することができることとなるものを含む。）」をいう。

　また，個人情報をデータベース化した場合，そのデータベースを構成する個人情報を，特に「個人データ」といい，そのうち，事業者が開示等の権限を有し保有する個人情報を，特に「保有個人データ」という。

3）個人情報取扱事業者（第16条第2項）

　「個人情報取扱事業者」とは，個人情報データベース等（紙媒体，電子媒体を問わず，特定の個人情報を検索できるように体系的に構成したもの）を事業活動に利用している者（国や地方公共団体，独立行政法人等を除く）のことをいい，個人情報保護法に定め

る各種義務が課されている。

4）利用目的の明確化（第17条），利用目的による制限（第18条）

個人情報を取り扱うに当たっては，利用目的をできる限り具体的かつ明確にしなければならない。また，事前に決めた利用目的以外に個人情報を利用することはできない。

5）適正な取得（第20条），利用目的の通知・公表（第21条）

偽りその他不正な手段によって個人情報を取得してはならない。また，個人情報の取得に当たっては，速やかに利用目的を本人に通知または公表しなければならない（あらかじめ利用目的を公表している場合を除く）。

6）正確性の確保（第22条）

利用目的の達成に必要な範囲で，個人データを正確かつ最新の内容に保つよう努めなければならない。

7）安全管理措置（第23条），従業者や委託先の監督（第24・25条）

個人データの漏えいや滅失を防ぐため，必要かつ適切な保護措置を講じなければならない。また安全にデータを管理するため，従業者や委託先に対し必要かつ適切な監督を行わなければならない。

8）第三者に提供する場合の制限（第27～31条）

あらかじめ本人の同意を得ずに，他の事業者などの第三者に個人データを提供してはならない。ただし「法令に基づく場合」「人の生命，身体又は財産の保護に必要で，本人の同意を得ることが困難である場合」「公衆衛生・児童の健全育成に特に必要で，本人の同意を得ることが困難である場合」「国の機関等に協力する必要があり，本人の同意を得ることにより当該事務の遂行に支障を及ぼすおそれがある場合」，「学術研究機関等の研究に関して必要である場合」，本人の同意を得ずに第三者に提供できる。

9）利用目的等の公表・個人情報の開示，訂正，利用停止（第32～39条）

事業者の氏名または名称，保有個人データの利用目的，開示等に必要な手続，苦情の申出先等について本人にわかる状態（公表）にしなければならない。

保有個人データの開示を求められたときは，遅滞なく開示し，内容に誤りがあるときは，本人からの求めに応じて，訂正・追加・削除すること。

保有個人データを利用目的の制限や適正な取得の義務に反して取り扱っているとの理由から利用の停止または消去を求められた場合は，違反の是正に必要な限度で利用の停止・消去を行う。

10）苦情の処理（第40条）

個人情報の取扱いについて苦情の申出があった場合は，苦情受付窓口の設置，苦情処理マニュアルを作成して備えつけるなど，必要な体制を整備し，適切かつ迅速な処理に努める。

表8-2　プライバシーガイドライン8原則

原　則	内　容
収集制限の原則	いかなる個人データも適法かつ公正な手段により，また本人の同意を得たうえで収集されるべきである
データ内容の原則	個人データは，利用目的に必要な範囲内で正確，完全であり最新なものに保たれなければならない
目的明確化の原則	収集目的は明確化されなければならず，その後のデータの利用は，明確化された目的の範囲内に限定されるべきである
利用制限の原則	明確化された目的以外のために開示利用されるべきではない。しかし，データ主体の同意や法律規定による場合は例外である
安全保護の原則	紛失もしくは不当なアクセス，破壊，使用，修正，開示等の危険に対し，安全保護措置により保護されなければならない
公開の原則	個人データに関わる開発，運用および政策については公開されていなければならない
個人参加の原則	データの管理者が自己のデータを有しているか否かについて知ること。自己のデータの確認，異議の申し立て，データの消去，修正，完全化，補正させる権利を有すること
責任の原則	データ管理者は，上記の諸原則を実施するための措置に従う責任を有する

（2）個人情報保護法の考え方

　　個人情報保護法は，「個人情報は，個人の人格尊重の理念の下に慎重に取り扱われるべきものであることに鑑み，その適正な取り扱いが図られなければならない」（同法第3条）という考え方から，経済協力開発機構（OECD）が1980年に制定した「プライバシーガイドライン8原則」（表8-2）に基づいて考案された。世界各国の個人情報保護に関する考え方もこの8原則に基づく。

（3）個人情報保護法の改正

1）改正の概要

　　個人情報の保護と利用のバランスを図りつつ，国際的潮流との調和，外国事業者によるリスクの変化，AI・ビッグデータ時代への対応といった課題を解決するため改正が行われた。

2）改正のポイント

① 個人の権利の拡充

- 利用停止・消去請求権，第三者への提供禁止請求権の要件緩和。
- 保有個人データの開示方法のデジタル（電磁的記録）化対応。
- 第三者提供記録を本人が開示請求できるよう変更。
- 6か月以内に消去される短期保存データを保有個人データに含める。

- オプトアウト*規定の厳格化。
  *オプトアウト：個人データを第三者に提供する場合，原則として本人の同意が必要になることを「オプトイン方式」といい，あらかじめ本人に対して提供される情報の種類や提供の方法について本人に通知またはWebサイトに掲載するなど本人が容易に知りうる状態にしてあれば，本人の同意がなくても個人情報を第三者に提供できるとことを「オプトアウト方式」という。

② 事業者の守るべき責務
- 個人データの漏えい等発生時に個人情報保護委員会への報告義務及び本人に対する通知義務。
- 不適正な個人情報利用の禁止の明文化。

③ 企業の特定分野を対象とする認定団体を認定
- 旧法の認定個人情報保護団体委員会が認定した民間団体の新設。
- 特定分野・部門の個人情報保護委員会が認定した民間団体の新設。

④ データ利活用の推進
- 本人が関与していない個人情報の収集方法が広まらないよう事業者に求める確認義務の新設。
- 「仮名加工情報」*を新設。
  *仮名加工情報：他の情報と照合しない限り特定の個人を識別することができないように加工された個人に関する情報のこという。仮名加工情報は，「個人情報」よりもデータの利用に関する制約はやや緩やかで加工が簡単であるため，企業による情報の利活用をさらに促進する目的で新設された。

⑤ ペナルティ（法定刑）の強化
- 個人情報データベースなどの不正提供等流用（1億円以下の罰金）。
- 個人情報保護委員会による措置命令違反（1億円以下の罰金）。
- 個人情報保護委員会への報告義務違反・虚偽報告（50万円以下の罰金）。

⑥ 外国事業者への罰則追加
- 外国の事業者も報告徴収・立入検査など罰則の対象。

2 権利の保護と管理

（1）知的財産権

　知的財産権とは，発明や考案などの知的な創造活動から創出された物に対する権利のことで，工業所有権と著作権に分類できる。

1）工業所有権

　工業製品などに認められる権利。特許権，実用新案権，商標権，意匠権がある（表8－3）。

表8-3　工業所有権

種　類	特　徴
特許権	発明に関する権利。20年間保護
実用新案権	形状や構造などの考案。10年間保護
商標権	商品名やロゴなどの保護。10年間保護。更新可能
意匠権	商品の形状や色彩，デザインを保護。25年間保護*

＊2020年3月31日以前の出願は登録から20年

表8-4　著　作　権

種　類	特　徴
著作者人格権	氏名表示権，公表権，同一性保持権
著作者財産権	出版権，複製権等。個人の死後70年間，法人は公表後70年間を保護

2）著　作　権

　　著作物に対して著者がもつ権利。著作者人格権と著作者財産権がある（表8-4）。

（2）ソフトウェアと著作権

1）フリーウェアとシェアウェア

　　① フリーウェア　　著作権は作者にあるが無償で利用できる。

　　② シェアウェア　　試用期間は無償で使えるが，継続使用は有償となる。著作権は作者にある。

2）ライセンス契約

　　ソフトウェアは著作権の保護対象である。ソフトメーカとユーザとの間でライセンス契約（使用許諾契約）を結ぶことにより，その使用が許諾（使用許諾権）される。

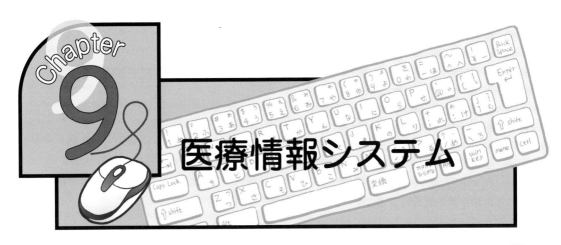

医療情報システム

医療分野の情報化の推進

1 医療の課題と情報化

（1）医療提供の姿

　　厚生労働省では，日本の医療が目ざすべき姿と進めるべき施策として「1．患者の選択の尊重と情報提供」「2．質の高い効率的な医療提供体制」「3．国民の安心のための

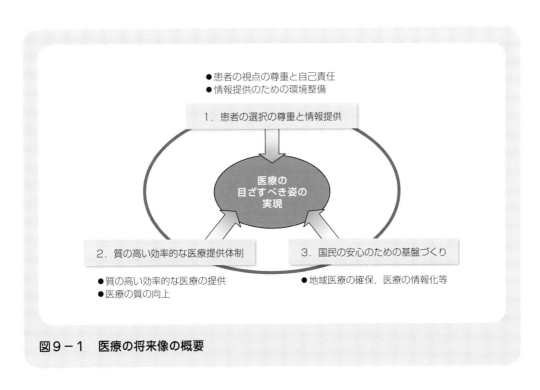

図9-1　医療の将来像の概要

基盤づくり」の３つを柱とした「医療の将来像」をグランドデザイン（2001 年）で明確に提示している（図 9 - 1）。

これは，適切な情報提供のもと，患者がみずから医療機関や治療方針などを選択するなど，医療に自覚と責任をもって参画することを医療の目ざすべき姿とし，患者の選択を通じて医療の質の向上と効率化・重点化が図られる，という考え方を基本としている。

この医療提供の姿の実現には，公正で客観的な情報が提供されることが大前提であるが，その基盤となるインフラ整備にはグランドデザイン施行後，約 10 年間で整備されつつあるが，当初目標としていた医療分野の情報化は現時点においても十分とはいえない状況である。

（２）「医療の課題」と解決を目的とした情報化

「21 世紀の医療提供の姿」で触れられている個別の課題との関連性をみても，第一の

表 9 - 1　「医療の課題」とその解決を目的とした情報化（概念整理）

医療の課題	対応する情報技術を活用した手段	効　果
情報提供	電子カルテシステム	（比較可能なデータの蓄積と活用） • 適切な情報管理・検索 • 目的に沿った情報の加工が容易 　（見やすく読みやすくわかりやすい情報） • 患者にとって理解しやすい診療の説明 　（医療従事者間での情報提供や診療連携） • 医療機関内，医療機関間，医療機関・ほかの関係機関との情報ネットワーク化 • セカンドオピニオンの際に初めの病院で検査した正確な患者情報を容易に参照可能
	レセプト電算処理システム	• 健康指導などの保健事業に活用
質の向上	「根拠に基づく医療」支援 （Evidence Based Medicine：EBM）	• 質の高い医学情報を整理・収集し，インターネットなどにより医療従事者や国民に提供 • 診療ガイドラインの作成支援・提供
	電子カルテシステム	• 患者の診療データの一元管理・共有化，情報の解析等による新たな臨床上の根拠（エビデンス）の創出
	遠隔診療支援	• 遠隔地の専門医による診断支援，治療指示等が受けられる • 在宅において安心できる療養の継続
効率化	電子カルテシステム	• フィルムなど消耗品の使用量削減
	オーダリングシステム	• 正確な物流管理による経費節減
	レセプト電算処理システム	• 診療報酬の請求・審査支払事務の効率化
	個人・資格認証システム	• 医療事務の効率化
	物流管理システム （電子商取引）	• 医療資材物流に関する事務の効率化
安全対策	オーダリングシステム	• 診療情報の共有による伝達ミスの防止，入力・処方ミスのチェック

柱である患者への情報提供，第二の柱である質の向上と効率化，第三の柱に含まれる医療安全の確保等のいずれにも情報化は大きな影響をもっている。これらの課題と情報技術を活用した手段との対応関係は，相互に密接に関連している（表9－1）。

（3）「医療の課題」と解決を目的とした情報化

医療の情報化は，「日本の医療の目ざすべき姿」の実現のために重要な柱のひとつである。医療情報システムで中核をなす電子カルテシステムの発展過程は次の「4つの段階」とされ，現在，整備がすすめられている（図9－2）。

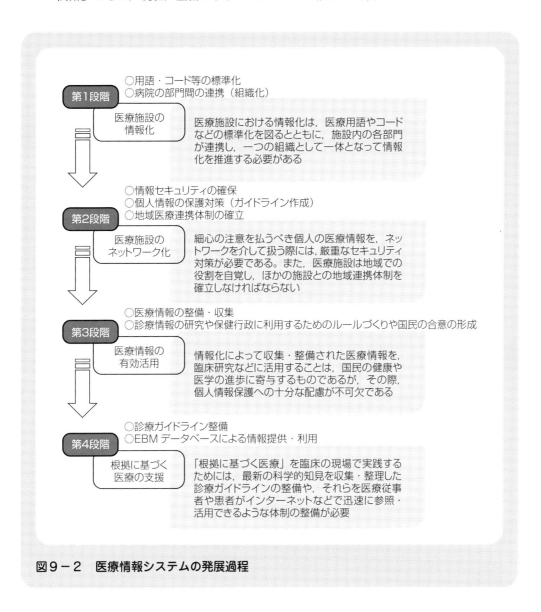

図9－2　医療情報システムの発展過程

第1段階
医療施設の
情報化
○用語・コード等の標準化
○病院の部門間の連携（組織化）
医療施設における情報化は，医療用語やコードなどの標準化を図るとともに，施設内の各部門が連携し，一つの組織として一体となって情報化を推進する必要がある

第2段階
医療施設の
ネットワーク化
○情報セキュリティの確保
○個人情報の保護対策（ガイドライン作成）
○地域医療連携体制の確立
細心の注意を払うべき個人の医療情報を，ネットワークを介して扱う際には，厳重なセキュリティ対策が必要である。また，医療施設は地域での役割を自覚し，ほかの施設との地域連携体制を確立しなければならない

第3段階
医療情報の
有効活用
○医療情報の整備・収集
○診療情報の研究や保健行政に利用するためのルールづくりや国民の合意の形成
情報化によって収集・整備された医療情報を，臨床研究などに活用することは，国民の健康や医学の進歩に寄与するものであるが，その際，個人情報保護への十分な配慮が不可欠である

第4段階
根拠に基づく
医療の支援
○診療ガイドライン整備
○EBM データベースによる情報提供・利用
「根拠に基づく医療」を臨床の現場で実践するためには，最新の科学的知見を収集・整理した診療ガイドラインの整備や，それらを医療従事者や患者がインターネットなどで迅速に参照・活用できるような体制の整備が必要

Ⅲ　ネットワークとセキュリティ

2 医療分野の情報化の現状

（1）電子カルテシステム等の普及状況（表9-2）

　電子カルテシステムの整備率は，2008年は一般病院全体で14.2％であったのが，2020年には57.2％に上昇している。病床数400以上の病院ではより整備が進んでおり，2008年の38.8％から，2020年には91.2％に達している。

　オーダリングシステムの整備率は，2008年は一般病院全体で31.7％，2020年は62.0％であった。オーダリングシステムは，400床以上の病院ではすでに2008年で

表9-2　電子カルテシステムおよびオーダリングシステムの普及状況の推移
（厚生労働省医療施設静態調査）

	一般病院[*1]	病床規模別			一般診療所[*2]
		400床以上	200～399床	200床未満	
電子カルテシステム					
2008年	14.2%	38.8%	22.7%	8.9%	14.7%
	1,092/7,714	279/720	313/1,380	500/5,614	14,602/99,083
2011年[*3]	21.9%	57.3%	33.4%	14.4%	21.2%
	1,620/7,410	401/700	440/1,317	779/5,393	20,797/98,004
2014年	34.2%	77.5%	50.9%	24.4%	35.0%
	2,542/7,426	550/710	682/1,340	1,310/5,376	35,178/100,461
2017年	46.7%	85.4%	64.9%	37.0%	41.6%
	3,432/7,353	603/706	864/1,332	1,965/5,315	42,167/101,471
2020年	57.2%	91.2%	74.8%	48.8%	49.9%
	4,109v/7,179	609/668	928/1,241	2,572/5,270	51,199/102,612
オーダリングシステム					
2008年	31.7%	82.4%	54.0%	19.8%	
	2,448/7,714	593/720	745/1,380	1,110/5,614	
2011年[*3]	39.3%	86.6%	62.8%	27.4%	
	2,913/7,410	606/700	827/1,317	1,480/5,393	
2014年	47.7%	89.7%	70.6%	36.4%	
	3,539/7,426	637/710	946/1,340	1,956/5,376	
2017年	55.6%	91.4%	76.7%	45.6%	
	4,088/7,353	645/706	1,021/1,332	2,422/5,315	
2020年	62.0%	93.1%	82.0%	53.3%	
	4,449/7,179	622/668	1,018/1,241	2,809/5,270	

[*1] 精神科病床のみを有する病院および結核病床のみを有する病院を除く
[*2] 歯科医業のみを行う診療所を除く
[*3] 2011年は，宮城県の石巻医療圏，気仙沼医療圏および福島県の全域を除いた数値

82.4％であったことから目覚ましい伸び率ではないものの，200 ～ 399 床の病院では2008 年の 54.0％ から 2020 年は 82.0％，200 床未満の病院では 2008 年の 19.8％ から 2020 年は 53.3％ と整備が進んでいることがうかがえる。

（2）レセプト電子化の普及状況

レセプトの電子化は，業務の効率化だけでなく，医療保険の不正請求防止にもつながることから導入が推進された経緯があり，現在ではほぼ 100％に近い普及率となっている（図 9 - 3）。

レセプト請求形態別の請求状況は，2022 年 3 月に診療を行い，診療報酬を請求した医療機関は約 22 万 2,000 か所あり，電子レセプトの提出が 95.7％（オンライン 65.8％，電子媒体 29.9％），紙のレセプトは 4.3％であった。医療機関別では，紙のレセプト使用は医科全体で 3.2％，診療所は 3.5％，調剤は 1.0％，歯科は 8.6％となっている。

電子レセプトのオンライン請求は，医科全体で 75.0％，診療所は 72.8％，調剤は98.1％，歯科は 24.6％で，何らかの電子媒体で提出している率が 66.8％となっている。

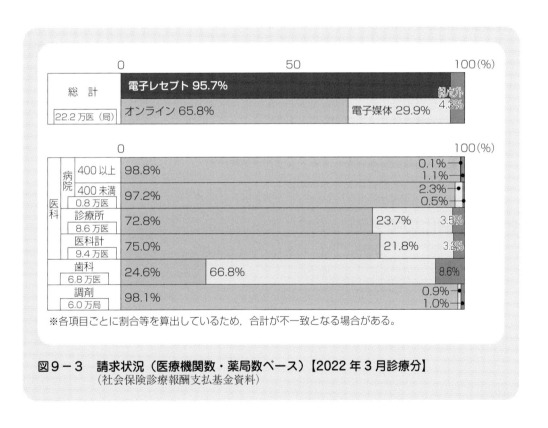

※各項目ごとに割合等を算出しているため，合計が不一致となる場合がある。

図 9 - 3　請求状況（医療機関数・薬局数ベース）【2022 年 3 月診療分】
（社会保険診療報酬支払基金資料）

医療情報の標準化

2

1 標 準 化

（1）標準化の目的

標準化とは何か，なぜ標準化が必要なのか。

ヒトが罹る病気には様々な種類があり，それぞれ異なった名称（＝病名）で呼ばれている。しかし，1つの病気に対して1つの病名がついているとは限らず，2つ以上の病名がついている場合がある。例えば，アジソン病と慢性副腎皮質機能低下症は同一の疾病概念である。このような「呼び方」の違いは，ヒトであれば「名称は違っても実は同じ病気」と判断できるが，コンピュータでこのような処理を行うことは困難である。そこで，病名をかな文字で表すのではなく，病名にコードと呼ばれる数桁の英数字を割り当てている。このような作業をコーディングという。コーディングにより，1つの病気に1つのコードが対応することで，個有化や体系化が可能となり，統計やコスト算出等の処理がしやすくなる。

しかし，各病院が独自にコードを考えバラバラのコーディングを行っていたのでは，国内の疾病統計など，情報を収集し利用することが困難になってしまう。そのため，日本国内，できれば世界全体で，病名のコーディング方法を統一したほうがよいということになる。情報の標準化を行うことにより，情報の取り扱いが簡単になり，データを有効に利用することが可能となるのである。

（2）標準化の考え方

医療分野における標準化とは，医療行為や医療用語，あるいはデータの表現方法などを統一することである。全世界で統一（世界標準：グローバルスタンダード）を図る場合もあれば，日本国内で統一を図る場合もある。例えば，病名を分類する方法である国際疾病分類（ICD）は世界レベルの標準（表9－3），診療報酬請求を想定した病名集であるレセプト電算用傷病名マスタ(厚生労働省)は日本国内の標準病名のひとつとなっている。

表9－3　ICD-10 コードの例

鉄欠乏性貧血（D50）	
失血による～（慢性）	D50.0
鉄欠乏性嚥下障害	D50.1
その他の～	D50.8
～，詳細不明	D50.9
狭心症（I 20）	
不安定～	I20.0
記録された攣縮を伴う～	I20.1
労作性～	I20.8
～，詳細不明	I20.9
痛　風（M10）	
特発性～	M10.0
鉛誘発性～	M10.1
薬物誘発性～	M10.2
腎機能障害による～	M10.3
その他の続発性～	M10.4
～，詳細不明	M10.9

2 病名に関する標準

（1）ICD

　ICD（International Statistical Classification of Diseases and Related Health Problems）は国際疾病分類のことで，世界保健機関（WHO）により制定された病名に関する標準である。疾病分類の国際的統一を図るためのもので，医学の進展に伴いおよそ10年ごとに改訂が行われている。

　現在では，1978 年出版の ICD-9 と 1992 年出版の ICD-10 が広く用いられている。ICD-9 には疾病分類コードとおおまかな処置分類が含まれているが，ICD-10 には処置分類がコード化されていない。そのため，アメリカでは ICD-9 を独自に拡張し，疾病コードと処置コードを含む ICD-9-CM を制定した。

　30 年ぶりの改訂となる ICD-11 は，2019 年 5 月の世界保健総会で採択され，加盟国は 2022 年に死亡率および罹患率の報告に使用を開始することに合意した。ICD-11 は完全デジタル化されユーザが使いやすいフォーマットとなっており，コーディングと機能の更新に加え，伝統医学（東洋医学），ゲーム障害などに関する新しい章が追加された。

（2）MEDIS-DC 標準病名マスタ（標準病名集）

　医療情報システム開発センター（MEDIS-DC）が開発した，標準病名集のことである。厚生労働省のレセプト電算処理用傷病マスタと，ICD-10 準拠の病名マスタを統合して作成されている。日常診療，統計処理，レセプト処理など，あらゆる分野で統一的に用いられることを目的とする。本マスタには約 2 万 8,000 の病名が含まれており，それぞれに ICD-10 コードとレセプト電算用コードが明記されている。

（3）SNOMED-CT

　約 30 万以上概念，約 78 万以上用語を収録する国際医療用語集。医療分野においてもっとも大きな用語集のひとつである。非営利団体 IHTSDO（International Health Terminology Standards Development Organization, 本部：デンマーク）によって管理され，半年に 1 回，英語版とスペイン語版が更新されている。

3 医用画像に関する標準

（1）DICOM 規格

　DICOM は，Digital Imaging and Communications in Medicine の略で，医療デジタル画像と通信に関する標準規格のことである。医用画像（X 線画像，CT 画像等）とそれに伴う情報（患者氏名，性別，年齢，撮影部位等）を伝送，交換，保存するための手段を定めている。国際規格ではなかったが，現在では世界各国において事実上の世界標準（デファクトスタンダード）となっている。

（2）IS＆C規格

　IS＆Cは，Image Save and Carry の略で，医用画像の電子保存方法を定めた規格（1993年，日本 IS＆C委員会）である。

　IS＆Cは，持ち運び可能なメディアを用いて，安全に医用画像を保存し，共通利用を可能とするシステム（＝医用画像ファイリングシステム）のことである。IS＆C規格は，医用画像の電子保存の方法を定めた規格で，1993 年に日本の IS＆C委員会により制定された。

4 医療情報システム・電子カルテに関する標準

（1）HL7

Health Level Seven の略。アメリカで認められた医療情報交換のための標準規格。主に，病院内でのデータ交換（臨床検査データなど）に利用される。医療情報の中でも，特に臨床検査データの交換に使われる事例が多い。

OSI 参照モデルの第7層（アプリケーション層）における規格から HL7 と名づけられた。

（2）ISO/TC215

国際標準化機構（ISO：International Organization for Standardization）により策定が進められている，保健医療情報分野における国際標準規格である。

（3）MERIT-9

Medical Record, Image, Text - Information eXchange の略である。利用形態に合わせて，複数の標準規格を組み合わせて利用する方法を定めた運用指針（ガイドライン）である。現在は，「診療情報提供紹介状」「外注検査依頼／結果報告」「院外処方箋」等について実用化が進められている。日本医療情報学会 MERIT-9 研究会で策定された，日本独自のガイドラインである。

（4）J-MIX

電子保存された診療情報を，医療機関同士で交換するためのデータ項目を定めた標準規格である。

1999 年に，医療情報システム開発センター（MEDIS-DC）により策定された，日本独自の規格である。

（5）IHE

RSNA（北米放射線学会），HIMSS（病院情報管理システム学会）が中心となり，DICOM と HL7 などの既存規格を使用して医療情報システムを統一的に運用するためのガイドライン。1999 年より活動。日本では日本 IHE 協会が普及活動を行っている。

（6）XML

XML（Extensible Markup Language）は，インターネット上の記述言語であるが，医療分野に限らず様々な分野で情報交換に利用されている。

Ⅲ ネットワークとセキュリティ

（7）MML

　異なる医療機関同士で，電子カルテ情報を交換するための標準規格である。

　日本独自の規格（日本医療情報学会電子カルテ研究会）で，最新バージョンの MML（Medical Markup Language）は XML 技術を用いて開発されている。

（8）HDML

　Health Data Markup Language の略で，健診データの情報交換のためのデータフォーマットである。SGML（電子出版のため ISO で規格化された文書構造などを記述する言語）に則って定義されている。

5 医薬品・医療物品に関する標準

（1）HOT コード

　日本病院薬剤師会と医療情報システム開発センターにより制定された，薬剤標準マスタの通称名。

※同一名称の薬剤で，販売会社や包装形態が複数存在する際に対応するコードを決めている。

　例）ルピアール®坐剤 25　25mg　1005776（上位 7 桁）

　　　てんかんのけいれん発作を抑え，不安や緊張を鎮める薬

　　　100577601：エスエス製薬／ 100577602：久光製薬

（2）JAN コード（EAN-13）

　JAN は日本独自の呼び方で，国際標準の呼び方は EAN-13 である。日本の共通商品コードとして開発されたもので，日本で流通する多くの商品に使用されている。13 桁のコードとバーコードの両方が表示されている。コードには，製造会社と製品名を含んでいるほか，チェックディジット（誤読を防止するための検査数字。不完全な印刷面や読み取り装置の誤作動によりキャラクタが別のキャラクタとして認識されてしまったとき，その誤りを検知するために付加される数字のこと）と呼ばれる 1 桁の数字が含まれている（図 9 - 4）。

図9-4　JANコード

（3）GS1-128

EAN-13 を拡張した，汎用標準バーコードに関する国際標準規格。製造会社と製品名のほか，消費期限やロット番号などの情報を含む。電子商取引に関する標準 EDI の基盤となる標準規格として注目を浴びている。

医薬品の場合，消費期限やロット番号は品質管理のために重要な情報であるので，EAN-128 を利用するのが理想的である。このような考えから，日本医療機器関係団体協議会は 1999 年に「医療材料品コード標準化ガイドライン」を発表し，EAN-128 を用いたコーディングとバーコード表示の導入を推奨している。パッケージが小さい場合，GS1 データマトリックス(二次元シンボル)が使われる。読み取りにはカメラ式バーコードリーダが必要である。

6 診断・治療方法に関する標準

（1）DRG

Diagnosis Related Group の略で，診断群分類のこと。患者につけられた診断名（病名）と，患者に対して行われた医療行為（処置）を基準として，患者を分類する方法である。1968 年に効率的な病院運営を行うための手法のひとつとしてアメリカで始められた。DRG は ICD（国際疾病分類）で 1 万以上ある病名を，患者に対する医療行為に応じて 500 程度の病名グループに整理して開発された。

分類上の視点を以下に示す。

① どのような病気の患者がどのくらい来院するのか（ケースミックス）を分析する場合。

② 患者を治療するためにかかった費用と治療効果，他病院のそれらと比較検討（ベンチマーキング）する場合。

Ⅲ ネットワークとセキュリティ

（2）PPS

Prospective Payment System の略で，包括支払い方式のこと。包括支払い方式は，実際にかかった額にかかわらず，一定の診断名や状態に対してのひとまとまりの医療行為に一定の診療費が支払われる方式のことである。現在日本で行われている診療報酬の方法は，「出来高方式」の支払い方式で，疾患の診断や治療に対し保険で認められているすべてに診療費が支払われる方式である。

「DRG 分類に基づく包括支払い方式」は DRG/PPS と呼ばれ，患者の病気に応じて一定の診療報酬を支払う仕組みである。アメリカでは，管理型医療（マネージド・ケア：Managed Care）の根幹をなす制度として導入されている。

（3）DPC

Diagnosis Procedure Combination の略。日本における診断群分類で，ICD-10 に基づき医療資源をもっとも投入した傷病名により分類し，さらに診療行為（手術，処置等）等による分類を行う構造となっている。この診断群分類を用いた支払制度は DPC/PDPS（Diagnosis Procedure Combination/ Per-Diem Payment System）と呼ばれ，入院 1 日当たりの定額支払い制度となっている。

（4）クリティカルパス（Critical Path）

疾病や診断群ごとに，患者の容態に従って，いつ，誰が，どのような治療を行うかを時系列に表示した計画書のことである。クリティカルパスの利点として，①医療の質の向上，②医療の効率化：入院日数（Length of Stay：LOS）の短縮など，③チーム医療の促進，④医療評価への応用：アウトカム（outcome：医療の効果）の他施設との比較検討（ベンチマーキング）が容易になることがあげられる。

（5）診療ガイドライン（CPG：Clinical Practice Guideline）

各疾病の標準的な治療方法を専門的に解説した情報のこと。世界各国の機関がこのようなガイドライン作成を発表している。医師は「科学的根拠」に基づいて患者の治療法を選択する必要があるという考え（EBM：Evidence Based Medicine）があるが，診療ガイドラインは EBM の拠り所となる情報である。

医療情報に関する法令・通知とガイドラインの経緯

1）2013年3月「診療録等の保存を行う場所について」一部改訂　厚生労働省
　※調剤済の処方箋，調剤録の外部保存が可能になった。

2）2013年10月「医療情報システムの安全管理に関するガイドライン 第4.2版」厚生労働省
　※調剤に関する外部保存，災害等の非常対応が追加された。

3）2016年3月「厚生労働省の所管する法令の規定に基づく民間事業者等が行う書面の保存等における情報通信の利用に関する省令（e-文書法・厚生労働省令）」改訂
　※処方箋の電磁的記録による保存，作成，交付が可能となった。

4）2016年3月「電子処方せんの運用ガイドラインの策定について」厚生労働省
　※電子処方箋の円滑な運用や地域医療連携の取り組みを進め，国民がそのメリットを享受できるようにガイドラインが策定された。

5）2016年3月「医療情報システムの安全管理に関するガイドライン 第4.3版」厚生労働省
　※「電子処方せんの運用ガイドライン」をふまえ改正された。

6）2017年5月「個人情報の保護に関する法律（個人情報保護法）」改正施行

7）2017年5月「医療・介護関係事業者における個人情報の適切な取扱いのためのガイダンスについて」厚生労働省
　※「個人情報保護法」および「マイナンバー法」の改正をふまえ改正された。

8）2017年5月「医療情報システムの安全管理に関するガイドライン 第5版」厚生労働省
　※サイバー攻撃や医療連携および「改正個人情報保護法」等をふまえ改正された。これは医療機関等を対象とするサイバー攻撃の多様化・巧妙化に対応したものである。また地域医療連携や医療介護連携等の推進，IoT等の新技術やサービス等の普及への対応をしたものである。

9）2018年7月「クラウドサービス事業者が医療情報を取り扱う際の安全管理に関するガイドライン 第1版」総務省
　※クラウドサービスの多様化や，それを支える技術の進展，各種の法令等の改正等を統合改訂。

10）2022年3月「医療情報システムの安全管理に関するガイドライン 第5.2版」厚生労働省
　※理解をより促すべく，医療等分野および医療情報システムへのランサムウェアに代表されるサイバー攻撃に対する安全対策を本編に，対策の背景となる考え方を別冊として，分冊化した。

電子カルテの法制度と基本的な操作 ③

1 電子カルテの法制度

（1）診療録等の記載方法等について（1988年，厚生省通知）

　作成した医師などの責任が明白であれば，ワープロなどのOA機器で作成することができるとした。しかし，この通知では診療録などの電子媒体による保存の可否については明らかにされなかった。

（2）エックス線写真等の光磁気ディスク等への保存について（1994年，厚生省通知）

　この通知は，下記の「診療録等の電子媒体による保存について」（1999年，厚生省）の通知が出た際に廃止とされた。

　一定の基準を満たした画像関連機器を用いる場合には，フィルムに代わって光磁気ディスクなどへ保存しても差し支えないとした。しかし，診療録そのものの電子媒体への保存については触れられなかった。

（3）診療録等の電子媒体による保存について（1999年4月，厚生省通知）

　この通知で，電子媒体への保存が認められることとなった。表9-4の3つの基準と留意事項を満たすことを条件としている。

　また，この通知は電子媒体による保存を義務づけるものではなく，紙媒体により保存する場合には従来どおりの取り扱いとしている。

（4）「法令に保存義務が規定されている診療録及び診療諸記録の電子媒体による保存に関するガイドライン」（1999年3月，厚生省）

　このガイドラインは，上記の「診療録等の電子媒体による保存について」の通知にあわせて各都道府県に送付され，通知を基に現状にあわせて具体的方策を説明したものである。その中で，医療機関に対して3つの自己責任を提示している（表9-5）。

　自己責任とは，当該施設が運用する電子保存システムの説明責任，管理責任，結果責任を果たすことを意味する。なお，電子保存システムとは，法令に保存義務が規定されている診療録および診療諸記録の電子媒体による保存のために使用される機器，ソフトウェアおよび運用に必要な仕組み全般をいう。

表9-4　電子カルテシステムの3つの基準と留意事項

電子カルテシステムの3つの基準

①真正性の確保

　・故意または過失による虚偽入力，書き換え，消去および混同を防止すること

　・作成の責任の所在を明確にすること

②見読性の確保

　・情報の内容を必要に応じて肉眼で見読可能な状態に容易にできること

　・情報の内容を必要に応じて直ちに書面に表示できること

③保存性の確保

　・法令に定める保存期間内，復元可能な状態で保存すること

留意事項

①施設の管理者は運用管理規程を定め，これに従い実施すること

②運用管理規程には以下の事項を定めること

　　　1）運用管理を総括する組織・体制・設備に関する事項

　　　2）患者のプライバシー保護に関する事項

　　　3）その他適正な運用管理を行うために必要な事項

③保存されている情報の証拠能力・証明力について十分留意すること

④患者のプライバシー保護に十分留意すること

表9-5　3つの自己責任

説明責任	当該システムが電子保存の基準を満たしていることを第三者に説明する責任
管理責任	当該システムの運用面の管理を施設が行う責任
結果責任	当該システムにより発生した問題点や損失に対する責任

Ⅲ　ネットワークとセキュリティ

（5）「診療録等の保存を行う場所について」（2002年，厚生労働省）「診療録等の外部保存に関するガイドライン」（2002年,厚生労働省）

　これまで診療録等は作成した医療機関がみずからの責任で，その医療施設内に保存することが一般的であったが，この通知により保存場所に関する基準が明らかとなった（本通知は「外部保存通知」と略称される）。さらに，運用の具体的指針としてガイドラインが作成された。

　なお，通知文にある「平成11年通知」とは，p.124に示した「診療録等の電子媒体による保存について」をさす。通知文については，次ページ以降に示す一部改正により変更されているもので，各自厚生労働省ホームページで確認されたい。

診療録等の保存を行う場所について（抜粋）

第2　診療録等の外部保存を行う際の基準

1　電子媒体により外部保存を行う場合

（1）平成11年通知2に掲げる基準（第1に掲げる記録の真正性，見読性及び保存性の確保をいう）を満たさなければならないこと。

（2）電気通信回線を通じて外部保存を行う場合にあっては，保存に係るホストコンピュータ，サーバ等の情報処理機器が医療法第1条の5第1項に規定する病院又は同条第2項に規定する診療所その他これに準ずるものとして医療法人等が適切に管理する場所に置かれるものであること。

　なお，この取扱いは，電子媒体により保存を行う場合，情報が瞬時に大量に漏洩する可能性があり，かつ，情報の漏洩源を特定しにくいと考えられることを勘案したものであり，今後の情報技術の進展，個人情報保護に関する法整備の状況等を見つつ，引き続き検討し，必要に応じて見直しを行う予定である。

（3）患者のプライバシー保護に十分留意し，個人情報の保護が担保されること。

（4）外部保存は，診療録等の保存の義務を有する病院，診療所等の責任において行うこと。また，事故等が発生した場合における責任の所在を明確にしておくこと。

第3　電子媒体により外部保存を行う際の留意事項

1　外部保存を行う病院，診療所等の管理者は運用管理規程を定め，これに従い実施すること。なお，既に平成11年通知により運用管理規程を定めている場合は，適宜これを修正すること。

2　1の運用管理規程の作成にあたっては，平成11年通知3（2）に掲げられている事項を定めること。

（6）「診療録等の保存を行う場所について」の一部改正

（2010 年，厚生労働省）

　医療情報ネットワーク基盤検討会（厚生労働省）により，診療録等を医療機関等以外の場所へ電気通信回線を通じて外部保存する場合の考え方等が提言されたことを受け，「診療録等の保存を行う場所について」の一部が改正された。

　これにより，「医療情報システムの安全管理に関するガイドライン」（厚生労働省），「医療情報を受託管理する情報処理事業者向けガイドライン」（経済産業省），「ASP・SaaS における情報セキュリティ対策ガイドライン」「ASP・SaaS 事業者が医療情報を取り扱う際の安全管理に関するガイドライン」（総務省）が遵守されることを前提に診療録等の外部保存が具体化された。

「診療録等の保存を行う場所について」の一部改正

1　診療録等の電子媒体による外部保存については，外部保存通知第2の1及び第3に掲げる事項を遵守すること。特に，今回の外部保存通知の改正は「医療情報システムの安全管理に関するガイドライン」「ASP・SaaS における情報セキュリティ対策ガイドライン」「ASP・SaaS 事業者が医療情報を取り扱う際の安全管理に関するガイドライン」及び「医療情報を受託管理する情報処理事業者向けガイドライン」が整備されたことを前提に行うものであることから，これらのガイドラインについての遵守を徹底すること。

2　外部保存を受託する事業者による不正な利用を防止するための措置については，「医療情報システムの安全管理に関するガイドライン」第8章を遵守すること。

3　本通知は，診療録等の外部保存を義務付けるものではないこと。

（7）「診療録等の保存を行う場所について」の一部改正

（2013 年，厚生労働省）

　　診療録等を医療機関等以外の場所へ外部保存する場合については，「診療録等の保存を行う場所について」（2002 年）によりすでに認められていることから，記入済みの調剤録等もこの通知で示されている条件に準じて外部保存を行うことが認められた。

「診療録等の保存を行う場所について」の一部改正

　1　薬剤師法（昭和 35 年法律第 146 号）第 27 条に規定する調剤済み処方箋の保存については、外部保存通知第 2 の 1 に掲げる基準を満たす場合には、外部保存通知第 3 に掲げる事項に留意したうえで、電子媒体により、薬局以外の場所で行うことを可能としたこと。また、外部保存通知第 2 の 2 に掲げる基準を満たす場合には、紙媒体の調剤済み処方せんの保存についても、薬局以外の場所で行うことを可能としたこと。

　2　薬剤師法 28 条第 3 項に規定する調剤録の保存については外部保存通知第 2 の 1 に掲げる基準を満たす場合には、外部保存通知第 3 に掲げる事項に留意したうえで、電子媒体により、薬局以外の場所で行うことを可能としたこと。また、外部保存通知第 2 の 2 に掲げる基準を満たす場合には、紙媒体の調剤録の保存についても、薬局以外の場所で行うことを可能としたこと。ただし、同条第 1 項の規定に基づき、必要に応じて直ちに調剤録を記入できる体制を整備しておかなければならないこと。

　3　保険薬局及び保険薬剤師療養担当規則 (昭和 32 年厚生省令第 16 号) 第 6 条に規定されている調剤済みの処方せん及び調剤録並びに高齢者の医療の確保に関する法律の規定による療養の給付の取扱い及び担当に関する基準（昭和 58 年厚生省告示第 14 号）第 28 条に規定されている調剤済みの処方せん及び調剤録の保存についても、薬剤師法第 27 条に規定する調剤済み処方箋及び同法第 28 条第 3 項に規定する調剤録と同様の扱いとしたこと。

　4　高齢者の医療の確保に関する法律の規定による療養の給付の取扱い及び担当に関する基準第 9 条に規定されている診療録等についても、保険医療機関及び保険医療養担当規則 (昭和 32 年厚生省令第 15 号) に規定する診療録等と同様の扱いとしたこと。

（8）「医療情報システムの安全管理に関するガイドライン」

（2015年，厚生労働省，第5.2版 2022年）

　「法令に保存義務が規定されている診療録及び診療諸記録の電子媒体による保存に関するガイドライン」と「診療録等の外部保存に関するガイドライン」を見直し，さらに個人情報保護に資する情報システムの運用管理にかかわる指針と，e-文書法への適切な対応を行うための指針を含んだ統合的なガイドラインとして，2005年に第1版が作成された。このガイドラインは定期的に内容が見直しがされており，2022年時点では第5.2版が最新となっている（表9-6）。

　2021年1月にガイドライン第5.1版の公表以降，医療等分野および医療情報システムに対するサイバー攻撃の多様化・巧妙化が一層進み，医療機関等における診療業務等に大きな影響が生じる被害もみられるため，特にランサムウェアに代表される攻撃への対策の重要性の高まりを受け，本ガイドラインについての理解をより促す観点から，安全対策として実施すべき内容に直接関係する部分と，安全対策を行ううえでの背景となる考え方や例示などの部分を分け，本編と別冊とに分冊化を行った。

表9-6　ガイドライン改定概要

版　数	日　付	内　容
第1版	2005年3月	・1999年3月の「法令に保存義務が規定されている診療録及び診療諸記録の電子媒体による保存に関するガイドライン等について」，および2002年3月の「診療録等の保存を行う場所について」の各通知に基づき作成された各ガイドラインを統合。 ・新規に，法令に保存義務が規定されている診療録及び診療諸記録の電子媒体による保存に関するガイドライン（紙等の媒体による外部保存を含む）および医療・介護関連機関における個人情報保護のための情報システム運用管理ガイドラインを含んだガイドラインとして作成。
第2版	2007年3月	・2006年1月の高度情報通信技術戦略本部（IT戦略本部）から発表された「IT新改革戦略」において，「安全なネットワーク基盤の確立」が掲げられたこと，および2005年9月に情報セキュリティ政策会議により決定された「重要インフラの情報セキュリティ対策に係る基本的考え方」において，医療をIT基盤の重大な障害によりサービスの低下，停止を招いた場合，国民の生活に深刻な影響を及ぼす「重要インフラ」と位置づけ，医療におけるIT基盤の災害，サイバー攻撃等への対応を体系づけ，明確化することが求められたことをふまえ， ①医療機関等で用いるのに適したネットワークに関するセキュリティ要件定義について，想定される用途，ネットワーク上に存在する脅威，その脅威への対抗策，普及方策とその課題等，様々な観点から医療にかかわる諸機関間を結ぶ際に適したネットワークの要件を定義し，「外部と個人情報を含む医療情報を交換する場合の安全管理」として取りまとめる等の改定を実施。

Ⅲ　ネットワークとセキュリティ

表9－6　ガイドライン改定概要　つづき

版　数	日　付	内　容
第2版 （つづき）		②自然災害・サイバー攻撃によるIT障害対策等について，医療の ITへの依存度等も適切に評価しながら，医療における災害，サ イバー攻撃対策に対する指針として「災害等の非常時の対応」 を新設して取りまとめる等の改定を実施。
第3版	2008年3月	• 第2版改定後，さらに医療に関連する個人情報を取り扱う種々の 施策等の議論が進行している状況をふまえ， ①「医療情報の取扱いに関する事項」について，医療・健康情報 を取り扱う際の責任のあり方とルールを策定し，「電子的な医 療情報を扱う際の責任のあり方」に取りまとめる等の改定を実 施。 また，この考え方の整理に基づき「外部保存を受託する機関の選 定基準及び情報の取扱いに関する基準」を改定。 ②「無線・モバイルを利用する際の技術的要件に関する事項」に ついて，無線LANを扱う際の留意点およびモバイルアクセス で利用するネットワークの接続形態ごとの脅威分析に基づき， 対応指針を追記。また，「外部と個人情報を含む医療情報を交 換する場合の安全管理」に要件を追加。さらに，情報を格納し て外部に持ち出す際の新たなリスクに対して「情報及び情報機 器の持ち出しについて」を新設し，留意点を記載。
第4版	2009年3月	• 第3版改定後，「医療機関や医療従事者等にとって，医療情報の 安全管理には，情報技術に関する専門的知識が必要であり，さら に多大な設備投資等の経済的な負担も伴う」，「昨今の厳しい医療 提供体制を鑑みれば，限りある人的・経済的医療資源は，医療機 関及び医療従事者の本来業務である良質な医療の提供のために費 やされるべきであり，情報化に対して過大な労力や資源が費やさ れるべきではない」，「他方，近年の医療の情報化の進展に伴い， 個人自らが医療情報を閲覧・収集・提示することによって，自ら の健康増進へ役立てることが期待されている」等の指摘がなされ たことをふまえ，より適切な医療分野の情報基盤構築のため，「医 療分野における電子化された情報管理の在り方に関する事項」に ついて，各所より医療情報に関するガイドラインの整合を図るこ とが求められていること，また，技術進歩に合わせた医療情報の 取扱い方策について，物理的所在のみならず医療情報を基軸とし た安全管理および運用方策等をさらに体系的に検討し，読みやす さにも配慮することとして改定を行った。
第4.1版	2010年2月	• 2009年11月の医療情報ネットワーク基盤検討会において，診療 録等の保存を行う場所について，各ガイドラインの要求事項の遵 守を前提として「「民間事業者等との契約に基づいて確保した安 全な場所」へと改定すべき」とする提言が取りまとめられたこと を受けて，外部保存通知の改正と関連する一部を改定。
第4.2版	2013年10月	• 2013年3月に外部保存通知の一部改正が行われ，調剤済み処方 箋および調剤録等の外部保存が認められたことによる関連する一 部を改定。 • モバイル端末の普及に鑑み，機器の取扱いについて明確化すると ともに，災害等の非常時の対応について，大規模災害時を想定し た考え方について追記するための改定。 • 医療情報の相互運用性と標準化について，最新の技術等への対応 として改定。

版　数	日　付	内　容
第 4.3 版	2016 年 3 月	• 2016 年 3 月に「電子処方せんの運用ガイドライン」が発出されたことをふまえた改正。
第 5 版	2017 年 5 月	• 医療機関等を対象とするサイバー攻撃の多様化・巧妙化，地域医療連携や医療介護連携等の推進，IoT 等の新技術やサービス等の普及への対応として，関連する 1 章，6 章等を改定するとともに，第 4.2 版の公表以降に追加された標準規格等への対応を行った。また，改正個人情報保護法や「医療・介護関係事業者における個人情報の適切な取扱いのためのガイダンス」等への対応を行った。
第 5.1 版	2021 年 1 月	• 医療機関等を対象とするサイバー攻撃の多様化・巧妙化，スマートフォンや各種クラウドサービス等の医療現場での普及，各種ネットワークサービスの動向への対応，個人情報に関する状況等への対応，クラウドサービスの概要，リスク分析，ネットワークの監視等の管理に関する措置やネットワークの構築のあり方，外部からのデータ取込みにおける対応措置等の必要性，医療情報システムにおける利用者認証等が追記された。
第 5.2 版	2022 年 3 月	• ランサムウェアによる攻撃への対応としてバックアップのあり方等の対策。医療機関等が利用する医療情報システムにおいて外部サービスとの連携が進む中で，アプリケーション間の安全性を確保する観点から利用者の認証・認可に関すること。電子署名について，文書の作成者に資格が必要な場合に求められる署名についての要件，文書の長期保存に必要なタイムスタンプについて，総務大臣の認定制度が創設されたこと等が追記された。

（9）「ASP・SaaSにおける情報セキュリティ対策ガイドライン」
（2008 年 1 月，ASP・SaaS の情報セキュリティ対策に関する研究会）

ASP・SaaS*事業者が，提供するサービス内容に即した適切な情報セキュリティ対策を実施するための指針。利用者が，ASP・SaaS サービスを選定する際の指標としても活用されている。

*ASP・SaaS：Application Service Provider および Software as a Service は，ともにネットワークを通じてアプリケーション・サービスを提供するものであり，基本的なビジネスモデルに大きな差はないものと考えられる（本ガイドラインより）。

（10）「ASP・SaaS 事業者が医療情報を取り扱う際の安全管理に関するガイドライン」第 1.1 版（2010 年，総務省）

このガイドラインは，医療情報が ASP・SaaS によって適正かつ安全に取り扱われ，医療情報における ASP・SaaS の利用の適切な促進を図るために 2009 年に取りまとめられた。その後，「診療録等の保存を行う場所について」の一部改正に伴い，2010 年に改定（第 1.1 版）された。

（11）「医療情報を受託管理する情報処理事業者向けガイドライン」第2版（2012年10月，経済産業省）

　医療機関などから医療情報を受託する事業者となる立場の情報処理事業者などが行う個人情報の適正な取扱いの確保に関する活動を支援する具体的な指針を示したもので，2008年にとりまとめられ，2012年10月に改定された。この改定では，これまで物理的に情報処理機器を分けることを求め，仮想化環境を認めない記述を仮想化技術を使用したシステムの共同利用が可能になる形に記述を見直した。また，本ガイドラインをふまえた「医療情報を受託管理する情報処理事業者における安全管理ガイドライン」が経済産業省より同時に公表されている。

2　電子カルテシステムの類型

（1）診療所型電子カルテシステム

　医事会計システムと連動した比較的シンプルなシステム構成（図9-5）。医師が診断し，みずからX線写真を撮影，また，すぐ近くに看護師や受付・会計等のスタッフがいるため，オーダ的な機能は必ずしも必要とされない。

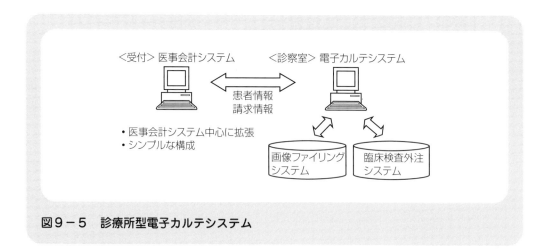

図9-5　診療所型電子カルテシステム

（2）病院型電子カルテシステム

　　各部門と連動するオーダリングシステムから発展した電子カルテシステム（図9 –
6）。

　　各部門の医師やスタッフの理解が必須であり，また，機能性やコスト面からすべてが
電子カルテと連動されているわけではない。

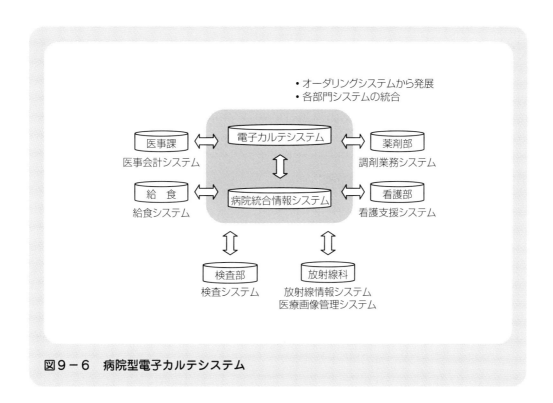

図9－6　病院型電子カルテシステム

（3）診療連携型電子カルテシステム

　　医療機関連携のための電子カルテシステム。医療機関同士での医療情報のやり取りが
実現してきている。実際には双方の機器メーカが異なる場合，画像情報等のやり取りが
スムーズにできない。

ネットワークとセキュリティ

3 電子カルテシステムの基本的な機能

（1）ユーザ認証

カルテ作成の責任の所在を明確にするために，カルテ作成を行うユーザの認証が必要である。

認証方法には，ID＋パスワード方式，生体認証方式，IC カード方式などがある。

（2）アクセス権限・アクセスログ管理

1）アクセス権限

医師や看護師，その他の職員ごとにシステムの操作範囲，データ閲覧の権限の設定。

2）アクセスログ管理

各ユーザのアクセス履歴，アクセス権限に応じた各種情報の収集，閲覧。

（3）確定保存と確定操作

1）確定保存

診療内容を電子カルテに入力完了後に確定保存を行う。

医師法第 24 条第 1 項には「医師は，診療したときは，遅滞なく診療に関する事項を診療録に記載しなければならない」とあり，診療終了時，もしくは終了後，一律の基準で入力を終了し，「確定保存」しなければならない。

2）確定操作

いったん確定したカルテ情報を修正，追記，削除等の処理をする際には，責任の所在を明確にするため「確定操作」処理を行う。電子カルテは，データ改ざん防止のため，いったん確定保存されたデータの修正，削除の場合は対象箇所に取り消し線が引かれて処理がなされる。その際，処理した年月日，時刻，入力者氏名，処理内容がシステムに記録される。

（4）問診票の入力

電子カルテシステム上での問診票入力（図 9 － 7）により次のことが期待される。

- 入力を受付担当者が行うことにより，医師の入力作業の軽減，診察時間の短縮が可能。
- 各部門において患者情報の確認が可能。
- 他システムや，情報データベースと連動された，医療ミス防止システム構築化が可能。

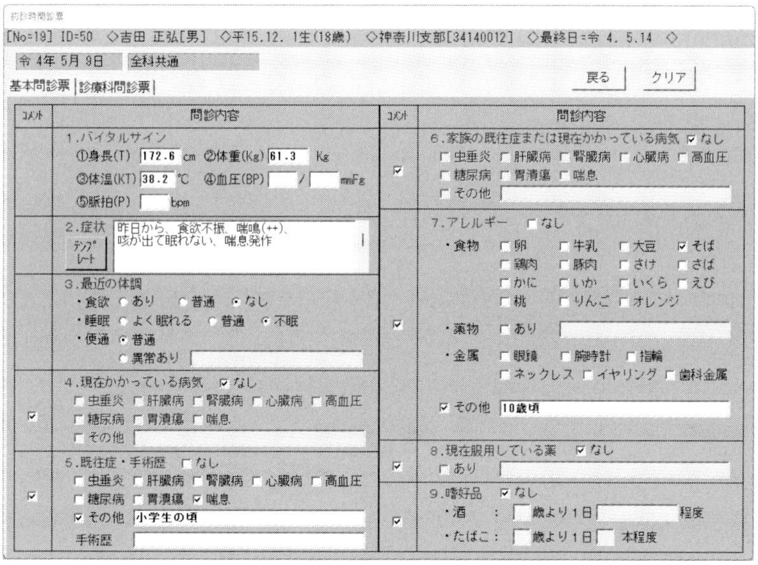

図9−7　電子カルテシステムでの問診票入力
（画面提供：ケアアンドコミュニケーション株式会社）

（5）電子カルテの記載方法

　　カルテの記載方法には法的規制はなく，電子カルテの画面仕様もメーカにより様々であるが，一般的には POMR（問題指向型診療記録）が用いられる。

　　経過記録の記載方法は，問題点ごとにその状況を記載する形式として SOAP 形式が用いられている。

　S（Subjective）‥‥‥‥患者が直接提供する主観的情報（症状）

　O（Objective）‥‥‥‥医師が取り出す客観的情報（所見）

　A（Assessment）‥‥‥医師の判断（評価）

　P（Plan）‥‥‥‥‥‥治療方針（計画）など

（6）入力支援ツール

1）テンプレート

　　患者の症状等を入力する場合，事前に登録しておいた症状などのマスタを呼び出し，記入欄に貼り込み表示するツール（図9－8）。

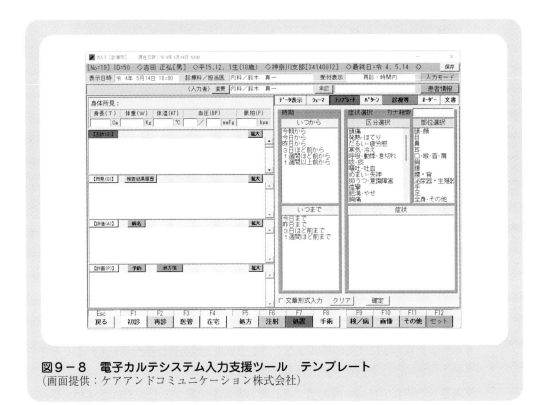

図9－8　電子カルテシステム入力支援ツール　テンプレート
（画面提供：ケアアンドコミュニケーション株式会社）

2）シェーマ

　　身体全体，身体の部位，臓器等の図を事前に登録しておき，必要に応じて呼び出し，記入欄に貼り込み表示するツール（図9－9）。

3）描画支援ツール

　　DRAWツールともいう。シェーマ図に補足説明を加えるときに使用するツール。シェーマ図に引き出し線を入れコメントを入力したり，網掛けで身体の問題箇所を強調することもできる（図9－9）。

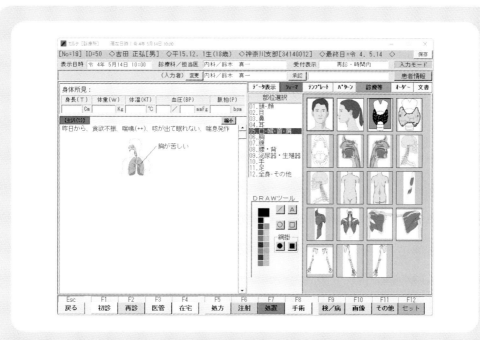

図9-9　電子カルテシステム入力支援ツール　シェーマと描画支援ツール
（画面提供：ケアアンドコミュニケーション株式会社）

（7）クリティカルパス

クリティカルパスは，入院中の診療予定（計画表）であり，医療チームとして各部門が協調検討し作成する。クリティカルパスにより，患者の病名や重症度等に応じた医療の標準化，医療の質の保証・向上，医療の効率化（時間・医療資源の節約⇒経営の効率化），チーム医療の促進と連携強化，患者や家族への説明支援（説明しやすさの向上⇒患者サービスの向上）につながる。

Ⅲ　ネットワークとセキュリティ

医療分野での DX－ビッグデータ・IoT・AI の活用

　ビッグデータや IoT，AI などのデジタル技術を活用し，既存の価値観や枠組みを根底から覆すような技術革新により，人びとの生活をよりよくすることを DX（デジタルトランスフォーメーション）という。

　デジタル技術の進歩によって，社会や経済が目まぐるしく変化してきたが，新型コロナウイルスの感染拡大は世界規模でデジタル化を加速させた。日本企業が変化の激しい時代を生き残るためには，デジタルの力を借り，組織やビジネスモデルを臨機応変に変化させる必要がある。人口減少や少子高齢化が進んだ社会では，限られた人的資源で多くの付加価値を生み出さなければならない。生産性を向上させて日本企業の競争力を高め，経済成長を図るために日本政府は DX の推進を急いでいる。DX を推進することにより企業の売上高と営業利益の増大，ビジネスモデルの変革による新しいビジネスの創出，従業員の労働時間の改善により仕事と生活を調和させるワークライフバランスなどへの効果が期待されている。

1．ビッグデータ

　「超高齢社会」といわれる日本において，医療やヘルスケア分野での人材不足は深刻であり，ビックデータの医療分野での利活用が進んでいる原因のひとつといえる。医療分野においてのビッグデータは「医療ビッグデータ」と呼ばれ，レセプトやカルテなどが電子化されたこともあり，人びとの健康に関するデータの収集も容易となってきている。厚生労働省では，ICT を活用して医療業界の人材不足を補う目的のひとつとして 2015 年より「データヘルス改革」の取り組みに着手し，ビッグデータを収集するためのプラットフォームを構築した。それだけではなく新薬や最新医療技術の開発，地域の包括ケアサービスの推進など人びとを取り巻く様々な医療の場面において，医療ビッグデータは利活用されている。

　　○医療ビックデータを医療政策の立案に活用（横浜市）：横浜市は医療実態の正確な把握が求められる医療政策の立案時に医療ビッグデータを活用している。「YoMDB（Yokohama Original Medical Data Base）」と呼ばれ，レセプトデータや介護データ，特定健診等のデータ分析，それらから導き出された結果に基づき在宅医療の将来的な需要や在宅緩和ケアの実態，がんの在宅ターミナルケア患者のデータ分析などに活用している。

　　○ AI によるビックデータの解析でゲノム医療を実現：ゲノムとは身体の設計図である DNA の中にある「遺伝情報」のことで，ヒトの力だけでこの遺伝情報をすべて調べることは難しく，また膨大な量の症例データや論文などを調査しなければならないため，ヒトに代わりに AI がその解析を行うことが図られている。AI によるビックデータの解析によってゲノム医療は急速に進歩し，将来のがん

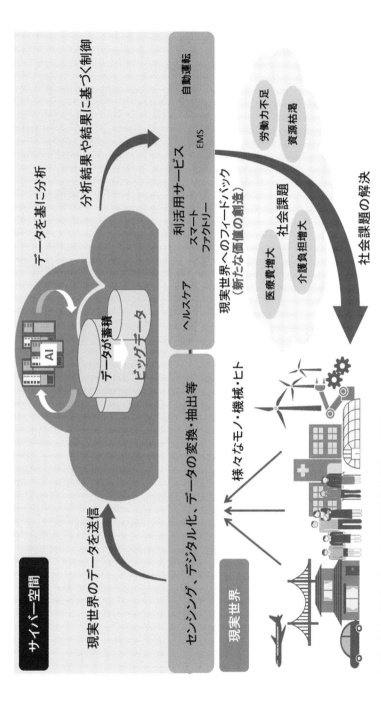

IoT・ビッグデータ・AI が創造する新たな価値

（総務省：情報通信白書　平成 28 年）

139

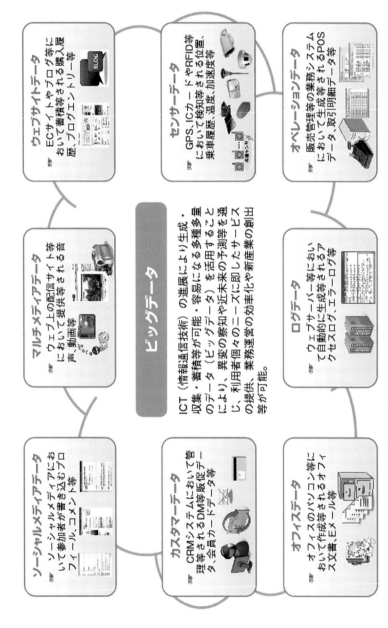

ビッグデータが構成する各種データ（例）

ビッグデータ

ICT（情報通信技術）の進展により生成・収集・蓄積等が可能・容易になる多種多量のデータ（ビッグデータ）を活用することにより、異変の察知や近未来の予測等を通じ、利用者個々のニーズに即したサービスの提供、業務運営の効率化や新産業の創出等が可能。

ウェブサイトデータ
☞ ECサイトやブログ等において蓄積される購入履歴、ブログエントリー等

センサーデータ
☞ GPS、ICカードやRFID等において検知される位置、乗車履歴、温度、加速度等

オペレーションデータ
☞ 販売管理等の業務システムにおいて生成されるPOSデータ、取引明細データ等

マルチメディアデータ
☞ ウェブ上の配信サイト等において提供される音声、動画等

ログデータ
☞ ウェブサーバー等において自動的に生成されるアクセスログ、エラーログ等

ソーシャルメディアデータ
☞ ソーシャルメディアにおいて参加者が書き込むプロフィール、コメント等

カスタマーデータ
☞ CRMシステムにおいて管理されるDM等販促データ、会員カードデータ等

オフィスデータ
☞ オフィスのパソコン等において作成される文書、Eメール等

（総務省：情報通信審議会資料、2012）

治療に対するゲノム医療の需要が高まってきている。

○遺伝子発現プロファイルを比較して新しい薬を生み出す：「ビッグデータ創薬」や「AI創薬」というデータを基にした創薬に力を入れる企業が増えてきている。薬剤と疾患の相関性を表す膨大なデータの中から共通点を見つけて新たな薬を生み出したり，遺伝子発現プロファイルを比較して薬剤の有効性や副作用，毒性などを見極めたりして，これらを活用した新しい薬が生みだされている。

２．IoT

日本では医師が不足しており，特に過疎地では医療の空洞化が進行している状況があり，少ない人員でも効率的に医療を提供し，災害時に素早く対応できるようなシステムが医療分野ではじまってきている。患者の既往歴や身体に関するデータをリアルタイムで取得することにより，医療従事者が素早く判断ができ，患者により正確な情報を伝え，安心して医療を提供できる体制が整えられ，患者が転院する際も詳細なデータを他の医療機関にスムーズに提供できるため医療連携の面でも迅速な対応ができるようになってきている。

遠隔医療の分野では，過疎地で暮らしている患者や寝たきりで医療機関を訪れるのが難しい患者でも，ビデオカメラなどを使い患者を診察することができるようになったカメラ映像を通してやり取りするため，文字でのコミュニケーションで発生しやすいすれ違い防止もできる。またどこにいても専門医の診察を受けられるため，再診の手間も減らすメリットもある。

医療分野におけるIoTは，病気の治療だけでなく，予防にも威力を発揮する。医療機関向けの機器だけでなく，個人消費者向けの機器も販売されており，ウェアラブル端末を装着すれば，消費カロリー，心拍数，睡眠など様々なデータを自動的に収集でき，日常的な動作を検知して，体調不良や老化の進行度などもチェックができるようになってきている。

３．AI（Artificial Intelligence）：人工知能；「Python」「R」「SPSS」等でプログラミングされている

検査や症状などに関する膨大なデータを基にしたAIによる診断補助ができるようになりはじめている。また，AIによるX線画像の読影やCT，MRIなどの画像診断（異常所見の抽出や病変の検出・解析）が自動でできるようにもなりつつある。さらには，AIが治療方法の候補を短時間で提案でき，医師の手間を減らしたり，正確な診察を行うために役立てたりもできる。

診断補助の事例としては，自治医科大学と複数の企業が開発を進めている双方向対話型人工知能（AI）診断システム「ホワイト・ジャック」があり，タッチパネルから患者が予診情報を入力するとAIが分析し，罹患している可能性の高い病気を診断する。同時に必要な検査や薬の情報についても提示して医師の判断をサポートする仕組みもあり，問診から診断までの流れが円滑になるため，医療機関と患者の双方にメリットをもたらす。

医療にかかわる現代のシステム・機器など

1．ドローンを使った医療

　内閣官房，厚生労働省，国土交通省の「ドローンによる医薬品配送に関するガイドライン」（2021年6月）では，①当該薬剤の品質確保，②患者本人への速やかで確実な授与，③患者のプライバシー確保について定められている。①は温度管理などの品質確保について，②と③は配送する人が誰なのか，責任の明確化，墜落や不時着した場合について示され，基本的には処方箋を交付した薬剤は，離島や山間地域などのへき地診療所の医療従事者を通して提供することとなっている。実証実験段階で日常的な運営については想定されていないが，徐々に環境が整備されてきている。

2．メタバース

　仮想現実（VR）や拡張現実（AR），複合現実（MR）技術を医療業界で活用し，そのサービスを発展させようという動きが起きている。メタバースが医療現場で広く用いられるようになれば，診療や診断の仕方，治療法まで，ヘルスケアのあり方が大きく変わる可能性がある。

　○メタバース：インターネット上に構築された3次元の仮想空間サービスのことで，メタ（meta：超越）とユニバース（universe：宇宙）の造語。メタバース内で自分自身はアバター（操作者本人や他の利用者に紐づけられたキャラクターの画像やアイコン，3Dモデルなど）として参加する。メタバースでは現実世界同様にライブイベントや多人数参加型オンラインゲームに参加したり，ショッピングモールで買い物したりできるため，様々な業界がメタバースに参入し始めており，今後の大きく発展する可能性がある。

　○VR：3DCGでつくられた仮想現実（Virtual Reality）のことで，VRゴーグルやヘッドセット越しで見ると，目の前にある現実とは違う現実が体験できる技術のこと。自宅に居ながら遠い国の風景を楽しんだり，誰かがつくった町やお店などの仮想世界に入り込んで自由に過ごすこともできる。

　○AR：拡張現実（Augmented Reality）のことで，スマートフォンやARグラス越しで見ると，ナビゲーションや3Dデータ，動画などのデジタルコンテンツにより，現実世界で不足している情報を補う技術。スマートフォンゲームの「ポケモンGO」のARモードや，カメラアプリの「SNOW」の撮影機能もARである。

　○MR：複合現実（Mixed Reality）のことで，VRとARを組み合わせたもの。実際にそこにないものを現実世界に重ね合わせて表示し，自由にコントロールができる。従来のオンライン診療は，電話などの音声，ビデオ通話などを使った2次元的なものが主流であるが，MRを使った3次元オンライン診療システムは，医師は現実世界に投影された患者のホログラムを見ることで，あたかも

患者が目の前にいるかのように診療を行うことが可能となる。また 3D ホログラムで手術シーンを再現し，医師が空間認識能力を高めて実際の手術にいかせるようにしたりできる。

3．介護用ロボット

厚生労働省の定義によれば，「ロボット技術が応用され利用者の自立支援や介護者の負担軽減に役立つ介護機器」のことを介護ロボットと呼んでいる。①情報を感知（センサー系），②判断し（知能・制御系），③動作する（駆動系）の3つの要素技術をもつ知能化した機械システムである。移乗支援（装着型パワーアシスト），移動支援（歩行アシストカート），排泄支援（自動排泄処理装置），認知症の方の見守り（見守りセンサー）などがある。

4．リハビリ支援ロボット

脳卒中などによる下肢麻痺のリハビリテーション支援を目的としたトヨタ自動車のロボット「ウェルウォーク WW-2000」の販売が開始された。診療報酬のリハビリテーション総合計画評価料（運動量増加機器加算）対象で，患者に合わせた難易度の調整，歩行状態のフィードバック機能など運動学習理論に基づいた様々なリハビリテーション支援機能を備えている。その他としてサイバーダインの装着型サイボーグロボット「HAL」やホンダの歩行アシストロボット，トヨタ自動車のパートナーロボット，フランスベッドの「NESS・H200」（手のリハビリ用），帝人ファーマのウォークエイドなどがある。2020 年，2022 年にロボットリハビリにかかる診療報酬は改定された。ロボットの医療保険における加算対象は，手術支援等も含め拡大されており，利用しやすくなったことで，今後が期待されている。

参考文献

- 令和4年度版 IT パスポート試験問題集，実教出版，2022
- 令和4-5年度版 IT パスポート試験対策テキスト＆過去問題集，富士通エフ・オー・エム，2021
- 情報セキュリティ白書2022，情報処理推進機構，2022
- J検情報システム完全対策公式テキスト，日本能率協会マネジメントセンター，2021
- 情報セキュリティ標準テキスト，オーム社，2006
- 情報検定情報活用試験2級公式テキスト，実教出版，2020
- 情報検定情報活用試験3級公式テキスト，実教出版，2020
- 診療情報管理士テキスト診療情報管理Ⅲ，日本病院共済会，2022
- 医療情報第7版情報処理技術編，篠原出版新社，2022
- 医療情報第7版医療情報システム編，篠原出版新社，2022
- 新 医療秘書実務シリーズ改訂診療情報管理，建帛社，2022

- 令和4年版厚生労働白書，厚生労働省，2022
- 令和3年版厚生労働白書，厚生労働省，2021
- 令和4年版情報通信白書，総務省，2022
- 診療録等の記載方法等について，厚生省，1988（1999年一部改正）
- エックス線写真等の光磁気ディスク等への保存について，厚生省，1994
- 診療録等の電子媒体による保存について，厚生省，1999
- 法令に保存義務が規定されている診療録及び診療諸記録の電子媒体による保存に関するガイドライン，厚生省，1999
- 診療録等の保存を行う場所について，厚生労働省，2002（2010年，2013年一部改正）
- 診療録等の外部保存に関するガイドライン，厚生労働省，2002
- 医療情報システムの安全管理に関するガイドライン第5.2版，厚生労働省，2022
- ASP・SaaS における情報セキュリティ対策ガイドライン，ASP・SaaS の情報セキュリティ対策に関する研究会，2008

- ASP・SaaS 事業者が医療情報を取り扱う際の安全管理に関する ガイドライン 第1.1版，総務省，2010
- 医療情報を受託管理する情報処理事業者における安全管理ガイドライン，経済産業省，2012
- 医療情報を取り扱う情報システム・サービスの提供事業者における安全管理ガイドライン，2020
- 医療のオンライン資格認証の仕組み，厚生労働省，2015
- 個人情報の保護に関する法律，2003（2022年一部改正）
- 令和3年個人情報保護法について，個人情報保護委員会，2022
- 改正個人情報保護法の概要と中小企業の実務への影響，経済産業省，2015
- 保健医療情報分野の情報化にむけてのグランドデザイン，厚生労働省，2001
- 令和2（2020）年医療施設静態調査，厚生労働省，2022
- 電子レセプト請求の電子化普及状況等について，厚生労働省，2016
- 健康・医療・介護分野におけるＩＣＴ化の推進について，厚生労働省，2014
- 医療・介護・健康分野の情報化推進，総務省，2014
- レセプトのオンライン請求を行うには，社会保険診療報酬支払基金国民健康保険中央会，2008

- 公益社団法人国民健康保険中央会
  https://www.kokuho.or.jp/
- 個人情報保護委員会：個人情報保護法等
  https://www.ppc.go.jp/personalinfo/
- 経済産業省　https://www.meti.go.jp/
- 厚生労働省　https://www.mhlw.go.jp/
- 総務省　https://www.soumu.go.jp/
- 医療安全推進者ネットワーク　http://www.medsafe.net/
- 社会保険診療報酬支払基金　https://www.ssk.or.jp/
- 内閣府　https://www.cao.go.jp/

写真提供 （掲載順）

- 富士通株式会社
- 日本電気株式会社
- アップルジャパン
- キヤノン株式会社
- ゼブラ・テクノロジーズ・ジャパン 株式会社
- パナソニックコネクト株式会社
- セイコーエプソン株式会社
- 株式会社アイ・オー・データ機器
- 株式会社メディカロイド
- サンワサプライ株式会社

コンピュータ関連略語

索　引

● ア

● イ

〔執筆者〕（五十音順）

菊池聖一（きくちせいいち）　日本コーディングセンター有限会社

野口孝之（のぐちたかゆき）　筑波研究学園専門学校　学校長
　　　　　　　　　　　　姫路大学通信教育課程　非常勤講師
　　　　　　　　　　　　豊岡短期大学通信教育部　非常勤講師

野田雅司（のだまさし）　日本工学院専門学校，東京工科大学
　　　　　　　　　　　特定社会保険労務士（東京都社会保険労務士会所属）
　　　　　　　　　　　医療労務コンサルタント，衛生工学衛生管理者

医事コンピュータ技能検定テキスト
三訂 医事コンピュータ関連知識

2011 年（平成 23 年）10 月 5 日	初版発行～第 6 刷
2017 年（平成 29 年）4 月 1 日	改訂版発行～第 6 刷
2023 年（令和 5 年）1 月 10 日	三訂版発行

編　者　医療秘書教育全国協議会

著　者　菊　池　聖　一
　　　　野　口　孝　之
　　　　野　田　雅　司

発行者　筑　紫　和　男

発行所　株式会社 建　帛　社
　　　　　　　KENPAKUSHA

〒112-0011 東京都文京区千石4丁目2番15号
　　　　　TEL （03）3944-2611
　　　　　FAX （03）3946-4377
　　　　　https://www.kenpakusha.co.jp/

ISBN 978-4-7679-3748-9　C3047
©医療秘書教育全国協議会，2011, 2017, 2023.
（定価はカバーに表示してあります）

信毎書籍印刷／田部井手帳
Printed in Japan